Arbeitskreis
Modelle und Theorien Wien (Hrsg.)

OPM – Occupational Performance Model (Australia)

Darstellung der Theorie · Beispiele aus der Praxis

AF287874

Arbeitskreis
Modelle und Theorien Wien (Hrsg.)

OPM –
Occupational Performance Model (Australia)

Darstellung der Theorie · Beispiele aus der Praxis

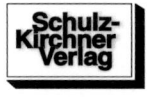

Idstein 2004

Bibliografische Information Der Deutschen Bibliothek
Die Deutsche Bibliothek verzeichnet diese Publikation in der Deutschen
Nationalbibliografie; detaillierte bibliografische Daten sind im Internet über
http://dnb.ddb.de abrufbar.

Besuchen Sie uns im Internet: www.schulz-kirchner.de

1. Auflage 2004
ISBN 978-3-8248-0441-2
Lektorat: Beate Kubny-Lüke
Layout: Susanne Koch
Druck: Books on Demand, www.bod.de
Printed in Germany

Inhalt

Vorwort 7

Teil 1: Theorie

Christine Chapparo, Judy Ranka:
Das Occupational Performance Model (Australia):
Eine Beschreibung von Konstrukten und Struktur 11
    Der Prozess der Modellentwicklung 12
    Handlungsperformanz: Zugrunde liegende Annahmen 14
    Handlungsperformanz: Konstrukte und Struktur 15
    Konstrukt 1: Handlungsperformanz 17
    Konstrukt 2: Handlungsrollen 17
    Konstrukt 3: Bereiche der Handlungsperformanz 21
    Konstrukt 4: Komponenten der Handlungsperformanz 28
    Konstrukt 5: Kernelemente der Handlungsperformanz 31
    Konstrukt 6: Externe Umwelt 36
    Konstrukt 7: Raum 39
    Konstrukt 8: Zeit 42
    Zusammenfassung 45
    Referenzen 46
    Anhang 1: Modell der Handlungsperformanz 53
    Anhang 2: Übersetzungen 54
    Anhang 3: Definition von Fachausdrücken 55
    Referenzen 59

Teil 2: Praxisbeispiele

Anna Jurkowitsch:
Das Occupational Performance Model (Australia):
Strukturierung der Ergotherapie in einem Akut-Spital 61
    Einleitung 61
    Vorstellung der Patientin 62
    Befundaufnahme und Therapie 62
    Zusammenfassung 73
    Danksagung 73
    Referenzen 73

Sylvia Wiesinger:
Das Occupational Performance Model (Australia)
in der Beruflichen Integration psychosozial beeinträchtigter
Menschen 75
   Einleitung 75
   Falldarstellung 76
   Modellanwendung 78
   Exemplarische Ziele der Arbeitsrehabilitation 82
   Literatur 83

Roman Weigl:
Der Einsatz des Occupational Performance Model in der Praxis:
Entwickeln von Therapiezielen für ein Kind mit akuten
Brandverletzungen und seine Mutter 85
   Einleitung 85
   Ziel der Untersuchung 85
   Fallstudie: Elke und Frau R. 86
   Begutachtung 86
   Elke 86
   Frau R. 88
   Ziel der Intervention 90
   Elke 90
   Frau R. 93
   Intervention 96
   Zusammenfassung 97
   Literatur 98

Vorwort

Der Arbeitskreis Modelle und Theorien Wien

Der Arbeitskreis (AK MoTheo) wurde Anfang 1997 mit dem Ziel gegründet, die Auseinandersetzung mit bestehenden Modellen und allgemeinen Theorien der Ergotherapie in Österreich zu fördern. Zu diesem Zweck widmet sich der AK MoTheo verschiedenen Projekten wie z.B. Übersetzungen, Publikationen, Vorträgen oder der Organisation von Fortbildungen. Gründungsmitglieder des AK MoTheo sind (in alphabetischer Reihenfolge): Caja Hagenauer, Mag. Ulrike Padevit, Daniela Schlager-Jaschky, Mag. Erna Schönthaler, Roman Weigl und Elke Wisenöcker.

Das OPM in Österreich

Im Jahr 1996 wurde Chris Chapparo von der Akademie für Ergotherapie Wien als Referentin zum Kongress „Die Kompetenz des Handelns" eingeladen. Bei dieser Gelegenheit wurde das Occupational Performance Model (Australia) erstmals in Österreich vorgestellt und hier ergab sich ein persönlicher Kontakt zwischen Chris Chapparo und Mitgliedern des zukünftigen AK MoTheo, der für die weitere Entwicklung des „Projektes OPM" wesentlich wurde. Der Entschluss des AK MoTheo, sich einem Projekt OPM intensiv zu widmen, fiel bereits bei seiner Gründung 1997.

Im März 1998 erteilten Chris Chapparo und Judy Ranka dem AK MoTheo die Genehmigung zur Übersetzung ihrer Arbeit ins Deutsche und Publikation dieser Übersetzung. 1998 und 1999 organisierte der AK MoTheo gemeinsam mit dem Verband der Dipl. ErgotherapeutInnen Österreichs zwei Seminare zum Occupational Performance Model (Australia) mit Chris Chapparo und Judy Ranka als Referentinnen.

Die Entscheidung des AK MoTheo für das Projekt OPM hatte mehrere Gründe. Zum einen erschien uns das Modell in seinem Aufbau durchgehend gut strukturiert und aufgrund dieser Klarheit sehr ansprechend. Als weiterer Vorteil sahen wir die grafische Darstellung, die eine schnelle Orientierung innerhalb der Struktur des Modells ermöglicht. In der praktischen Anwendung erlebten wir dies als positiv im Sinne der Vermittelbarkeit des Modells; die anschauliche Darstellung der Konstrukte und Strukturen diente uns in zahlreichen Diskussionen als Argumentationshilfe. Nicht zuletzt entschieden wir uns auch aus Gründen der kulturellen Übereinstimmung für eine intensive Arbeit mit dem OPM – die Einbeziehung von Konstrukten wie „Seele" (spirit) und „Erholung" (rest), die anderen ergotherapeutischen Modellen z.T. fehlen, sprach uns sehr an.

Die 1998 stattgefundenen Seminare lösten reges Interesse bei den TeilnehmerInnen aus. Viele KollegInnen begannen daraufhin, die Kenntnisse aus dem OPM in der Praxis umzusetzen. Das OPM bietet eine hilfreiche Struktur zur Therapieplanung, hilft bei komplexen therapeutischen Aufgabenstellungen Prioritäten zu setzen und verstärkt die klientenzentrierte Sichtweise.

Auch an der Akademie für Ergotherapie in Wien wurde das OPM in die Ausbildung integriert. Das OPM erleichtert StudienanfängerInnen, ein gutes Verständnis für das Aufgabengebiet der Ergotherapie und das Handeln des Menschen aus ergotherapeutischer Sicht zu entwickeln.

Der erste Kontakt mit dem OPM findet bereits im Grundlagenunterricht statt. Auch in den unterschiedlichen Fachbereichen wird das Modell zur Strukturierung des Unterrichts verwendet. In der praktischen Ausbildung erarbeiten und dokumentieren die Studierenden den therapeutischen Prozess systematisch mit Hilfe des OPM.

Auch bei Seminar- und Diplomarbeiten nutzen viele Studierende das Modell als Instrument zum Analysieren, Interpretieren oder Vergleichen.

Die Evaluation der Ausbildung hat gezeigt, dass die Studierenden seit der Einführung des OPM schon zu einem früheren Zeitpunkt im Ausbildungsprozess eine ergotherapeutische Berufsidentität entwickeln und dass sie mit einem guten beruflichen Selbstverständnis die Ausbildung abschließen.

Zur Übersetzung

An der ersten Übersetzung des Beitrages „Das Occupational Performance Model (Australia): Eine Beschreibung von Konstrukten und Struktur" waren folgende KollegInnen (in alphabetischer Reihenfolge) beteiligt: Caja Hagenauer, Susanne Mulzheim, Mag. Ulrike Padevit, Daniela Schlager-Jaschky, Mag. Erna Schönthaler, Mag. Johanna Stadler-Grillmaier, Roman Weigl und Elke Wisenöcker.

Die Übersetzung erfolgte in den Jahren 1997/1998 mit dem Ziel, den TeilnehmerInnen des Seminares zum OPM 1998 Unterlagen in deutscher Sprache zur Verfügung stellen zu können. Im Laufe der Übersetzung ergaben sich immer wieder Unklarheiten und Verständnisprobleme, die während des Seminares mit den Autorinnen diskutiert werden konnten. Die im Seminar erworbenen Kenntnisse und Erfahrungen wiederum dienten als Grundlage für die Überarbeitung der deutschen Übersetzung. Durch die intensive Auseinandersetzung der Arbeitskreismitglieder mit dem Modell und Rückmeldungen aus Praxis und Ausbildung wurde das OPM (Australia) von seinen Begriffen her immer klarer und es wurden bis zuletzt Anpassungen an die deutsche Sprache vorgenommen. Auch der seit 1996 bestehende Kontakt zu den Autorinnen des OPM wurde genutzt, um Begriffe weiterhin zu klären.

Ein wesentliches Anliegen des AK MoTheo war es, durch die Übersetzung dem Bemühen um eine gemeinsame Fachsprache nachzukommen und zur Entwicklung einer deutschsprachigen ergotherapeutischen Terminologie beizutragen. Wie nicht anders zu erwarten, bedurfte es zur Einigung auf geeignete Begriffe oft schier endloser Diskussionen, die, so hoffen wir, letztlich zu fruchtbaren Ergebnissen führten. Wir versuchten bei der Übersetzung nah am englischen Original zu bleiben, um Definitionen und Beschreibungen möglichst exakt und genau wiederzugeben. Dadurch kommt es im Deutschen zu teilweise sehr komplexen Sätzen.

Eine klare Abweichung von bereits etablierten Begriffen wählten wir im Falle der Übersetzung des Begriffes „occupation". Da der in deutschen Publikationen gewählte Terminus „Betätigung" im österreichischen Sprachgebrauch nicht verwendet wird, entschlossen wir uns zur Übersetzung mit dem Begriff „Handlung", der konsequenterweise auch durchgehend für alle Konstrukte verwendet wurde.

Die Praxisbeispiele aus dem australischen Original wurden vom AK nicht übersetzt. Es erschien uns sinnvoller, KollegInnen aus unserem Kulturkreis zu suchen, die bereit waren, Beiträge über ihre Erfahrungen in der praktischen Anwendung des OPM in die Publikation einzubringen.

Anna Jurkowitsch (eine österreichische Ergotherapeutin, die derzeit in Australien arbeitet) beschreibt, wie sie das OPM in einem Akut-Spital in Sydney einsetzt, um ihr therapeutisches Vorgehen zu strukturieren.

Sylvia Wiesinger stellt die Anwendung des Modells im Rahmen von Arbeitsdiagnostik und Interventionsplanung in der beruflichen Integration psychosozial Beeinträchtigter anhand einer Einzelfallstudie dar.

Roman Weigl schildert mittels eines Fallbeispieles, wie das OPM zum Entwickeln von Therapiezielen und zur Planung der ergotherapeutischen Intervention eingesetzt werden kann.

Der AK MoTheo wünscht sich, dass dieses Werk dazu beitragen kann, das berufliche Selbstverständnis von ErgotherapeutInnen zu stärken und dass das Modell eine weite Verbreitung im deutschen Sprachraum findet.

„Es gibt nichts Praktischeres als eine gute Theorie". (Kant)

Für den AK MoTheo:
Susanne Mulzheim
Mag. Ulrike Padevit
Mag. Erna Schönthaler
Elke Wisenöcker

Christine Chapparo, PhD, MA, DipOT, OTR, FAOTA, ist Senior Lecturer an der School of Occupation and Leisure Sciences, Faculty of Health Sciences, The University of Sydney

Judy Ranka, BSc, MA, OTR, ist Lecturer an der School of Occupation and Leisure Sciences, Faculty of Health Sciences, The University of Sydney

Teil 1

Christine Chapparo, Judy Ranka

Das Occupational Performance Model (Australia): Eine Beschreibung von Konstrukten und Struktur

Konzeptionelle Modelle wurden in den letzten zwei Jahrzehnten zu einem Fokus ergotherapeutischer Praxis und Ausbildung (American Occupational Therapy Association, Inc., 1973; Hagedorn, 1992; Dutton, Levy & Simon, 1993; Christiansen, 1991a; Reed, 1984; Reed & Sanderson, 1983). Diese Konzeptionen sind Interpretationen des Konstruktes „Handlung" [occupation]*. Manche konzeptionellen Modelle stellen Handlung auf der Grundlage menschlicher Funktionen dar und beschreiben dadurch die Natur des menschlichen Handelns (Gilfoyle, Grady & Moore, 1981; Kielhofner, 1985; Reed, 1984, S. 491). Die meisten Modelle interpretieren Handeln jedoch aus der Perspektive der Ergotherapie und bilden dadurch die Basis für praktische Interventionsmodelle (Allen, 1985; Ayres, 1979). Trotz der Entwicklung zahlreicher konzeptioneller Modelle, die sowohl menschliches Handeln als auch Ergotherapie beschreiben, hat kein einziges Modell die gesamte Bandbreite theoretischer und praktischer Ansprüche und Erklärungsansprüche der Profession angemessen erfüllt (Hubbard, 1991).

Ein Konzept von Handlung, das seit 1972 (American Occupational Therapy Association, Inc., 1973) in Entwicklung ist, wurde mit dem Begriff „Handlungsperformanz" [occupational performance] benannt. In jüngster Zeit entwickelte sich daraus

- erstens ein Rahmen, der die Richtlinien für klientenzentrierte Praxis bildet (Canadian Association of Occupational Therapists, 1991),
- zweitens ein terminologisches Klassifizierungssystem (American Occupational Therapy Association, Inc., 1979, 1989; Dunn & McGourty, 1989) und
- drittens ein Curriculum-Leitfaden (American Occupational Therapy Association, Inc., 1974; School of Occupational Therapy, 1986, 1992). Einzelne TheoretikerInnen verwenden seither diesen Begriff „Handlungsperformanz", um den Inhalt und Prozess in verschiedenen Fachbereichen der ergotherapeutischen Praxis zu beschreiben (Árnadóttir, 1990; Christiansen, 1991; Dunn &

---

* In weiterer Folge wird für alle Begriffe in eckiger Klammer [ ] nur mehr der deutsche Begriff verwendet. Siehe auch Anhang 2: Übersetzungen; und Anhang 3: Definitionen von Fachausdrücken.

Campbell, 1991; Llorens, 1984a; Mosey, 1981, 1986; Nelson, 1984, 1988; Pedretti & Pasquinelli, 1990). Bis heute sind Konzepte von Handlungsperformanz stark interventions- oder praxisorientiert (Árnadóttir, 1990; Pedretti & Pasquinelli, 1990; Söderbach & Ekholm,1993). Die Idee, Handlungsperformanz zum Erklären von Dimensionen täglichen menschlichen Handelns zu nutzen, wurde kaum weiterentwickelt.

Dieses Kapitel beschreibt ein erweitertes Modell von Handlungsperformanz, welches seit 1986 von den Autorinnen entwickelt wurde: das Occupational Performance Model (Australia). Anlass für die Entwicklung des Modells war die Erkenntnis, dass die existierenden Vorstellungen von Handlungsperformanz, die zur Strukturierung des Curriculums der Ergotherapie-Lehrgänge[1] verwendet wurden, einer Erweiterung bedurften. Durch diese Erweiterung sollten sowohl die Natur des menschlichen Handelns als auch die ergotherapeutische Praxis adäquater reflektiert werden. Dieses Kapitel beschränkt sich auf die Darstellung der Struktur des Modells. Die wesentlichen Konstrukte werden definiert und die zugrunde liegenden Annahmen bezüglich der Natur der menschlichen Handlungsperformanz in einer kurzen Abhandlung beschrieben. Einige Aspekte der hier umrissenen Konstrukte und Annahmen sind nicht neu, sondern spiegeln eine Synthese von Ideen über die Natur des menschlichen Handelns aus der Fachliteratur wider (Meyer, 1922/1977; Christiansen, 1991; Llorens, 1991; Reed, 1984). Andere Aspekte dieses Modells erweitern bestehende Konstrukte und Annahmen von Handlungsperformanz und unterscheiden sich dadurch von bisher existierenden Vorstellungen. Prozesse, die innerhalb und zwischen den Schlüsselelementen des Modells existieren, und die Anwendung des Modells zur Erklärung ergotherapeutischer Praxis werden in diesem Kapitel nicht besprochen.

Der Prozess der Modellentwicklung

Krefting (1985) schlägt vor, dass konzeptionelle Modelle der Ergotherapie versuchen sollten, folgende Fragen zu beantworten: Was erfassen und behandeln TherapeutInnen, und warum? Die Entwicklung von konzeptionellen Modellen zur Beantwortung dieser Fragen wird als ein Prozess gesehen, an dessen Anfang

---

1   School of Occupation and Leisure Sciences, Faculty of Health Sciences, The University of Sydney.
    Folgende Ausbildungsprogramme werden angeboten:
    Bachelor of Applied Science (OT)
    Bachelor of Leisure and Health
    Master of Applied Science (OT)
    Master of Health Science (OT)
    Master of Occupational Therapy
    PhD

eine Idee steht (Reynolds, 1980). Der Prozess bewegt sich von der Idee zur Konzeptionalisierung, unter Einbeziehung eines Klassifikationssystems, in dem eine richtungsweisende Sammlung von Konzepten entwickelt wird. Schlussendlich entwickelt sich die Konzeptionalisierung zu Aussagen, die untereinander in Beziehung stehen und die durch die Zustimmung und Intersubjektivität der betroffenen Berufsgruppe evaluiert werden können (Reynolds, 1980; Yerxa, 1983). Das in diesem Beitrag dargestellte Occupational Performance Model (Australia) repräsentiert ein Beispiel jener Phase der Modellentwicklung, in der Konzepte entwickelt, klassifiziert und in Beziehung gesetzt, aber noch nicht vollkommen evaluiert oder getestet wurden.

Dichoff, James und Wiedenback (1968) beschreiben vier Ebenen in der Modellentwicklung, die bei in der Praxis tätigen Disziplinen wie der Ergotherapie auftreten.
- Die erste Ebene ist die der „Faktorenisolation" [factor isolating], in der die Terminologie entwickelt wird (ebd. 1968, S. 416).
- Die zweite Ebene wird als „Faktoren in Beziehung bringen" [factor relating] bezeichnet. In dieser werden Vorschläge gemacht, wie Konzepte miteinander in Beziehung stehen.
- Die dritte Ebene inkludiert „Situationen in Beziehung bringen" [situation relating]. Dadurch wird festgestellt, welche Möglichkeiten das Modell bietet, Voraussagen zu treffen und die Beschaffenheit der Beziehungen zu spezifizieren.
- Ein „Situation erzeugendes" [situation producing] Modell entsteht auf der vierten Ebene. Dieses kann zur Festlegung von Vorgehensweisen verwendet werden.

Das Occupational Performance Model (Australia) hat einige Charakteristika von allen dargelegten Ebenen der Modellentwicklung.
- Im Modell werden Konstrukte benannt und definiert (Faktoren isolieren);
- Interaktionen zwischen Konstrukten werden vorgeschlagen (Faktoren in Beziehung bringen);
- Vorschläge bezüglich der Beziehung, die zwischen den Konstrukten besteht, werden gemacht (Situationen in Beziehung bringen); und
- das Modell kann verwendet werden, um Ziele zu setzen und über Aktion oder Nichtaktion zu entscheiden (Situation erzeugen).

Konzepte sind die Bausteine konzeptioneller Modelle und können konkret, behavioristisch oder abstrakt sein (Krefting, 1985). Die Schlüsselkonzepte, die auf jeder Ebene dieses Modells definiert sind, können als abstrakt und symbolisch angesehen werden und werden daher korrekter als Konstrukte bezeichnet. Beziehungen zwischen Konstrukten werden Prinzipien genannt (Payton, 1979).

Beziehungen in diesem Modell der Handlungsperformanz werden grafisch als Pfeile zwischen Konstrukten dargestellt und bieten die hypothetischen Regeln für Aktionen und zukünftige Forschungsrichtungen zur Verifizierung des Modells.

Handlungsperformanz: Zugrunde liegende Annahmen

Die Werte, Annahmen und Prinzipien, die einem konzeptionellen Modell zugrunde liegen, haben einen bedeutenden Einfluss auf seine Identität und Entwicklung. Die Annahmen, die dem Occupational Performance Model (Australia) zugrunde liegen, fallen in drei große Kategorien:

- Annahmen über Handeln,
- Annahmen über Performanz [performance],
- und Annahmen über Menschen als selbstorganisierende Systeme.

Menschliches Handeln

Die Annahmen über menschliches Handeln werden von kernphilosophischen Lehren der Ergotherapie abgeleitet, die von anderen AutorInnen beschrieben wurden (wie z.B.: Canadian Association of Occupational Therapy, 1991; Christiansen, 1991; Hopkins, 1993; Kielhofner, 1995; Meyer, 1922/1977; Reed, 1984, 1993; Rogers, 1982). Menschen werden aus einer ganzheitlichen Sicht als Wesen gesehen, die aus den interagierenden Elementen von Geist [mind], Körper [body] und Seele [spirit] bestehen. Handeln vermittelt ein Gefühl von Realität, Kontrolle, Kompetenz, Autonomie und zeitlicher Organisation. Es beinhaltet ebenso die Interaktion zwischen Menschen und ihrer Umwelt [environment]. Gesundheit ist nicht das Fehlen von Krankheit, sondern vielmehr Kompetenz und Zufriedenheit in der Ausführung von Handlungsrollen [occupational roles], Handlungsabläufen [routines] und Handlungsschritten [tasks]. In einem aktiven Prozess schafft und gestaltet der Mensch sein handelndes Wesen [occupational being] oder seine Identität als Handelnder. Diese aktive Teilnahme kann durch Wahl oder Bedürfnis intrinsisch oder extrinsisch durch Umweltfaktoren motiviert sein. Das handelnde Wesen im Menschen entwickelt und aktualisiert die Beteiligung an Handlungsrollen. Dieses handelnde Wesen drückt sich durch Handlungsperformanz aus und definiert sich schlussendlich durch die Handlungsrollen.

Performanz

Üblicherweise bedeutet der Begriff „Performanz" Aktion oder motorische Ausführung. Performanz wird oft als Endprodukt von anderen mentalen oder psychologischen Prozessen dargestellt (Kielhofner, 1995; Nelson, 1988). Die Annahme, die dem beschriebenen Modell zugrunde liegt, ist, dass Performanz mehr ist als „Tun". Delbridge (1981, S. 1285) definiert „Performanz" nicht nur als Ausführung oder Tun, sondern umfassender als die Art, in der jemand unter bestimmten Bedingungen reagiert oder ein Vorhaben ausführt. Eine Reaktion kann eine physische, mentale oder emotionale Veränderung sein. Ein Vorhaben impliziert Wunsch oder Motivation (Delbridge, 1981, S.722). In diesem Modell wird daher angenommen, dass „Performanz" über das „Tun" [doing] hinausgeht und das „Wissen" [knowing] und „Sein" [being] mit einschließt.

Selbstorganisation

Es wird angenommen, dass Menschen selbstorganisierende Systeme sind und als solche Verhaltensmuster produzieren, welche aus der kooperativen Interaktion vieler Elemente entstehen (Kelso, Mandell & Schelsinger, 1989; Schoner & Kelso, 1988). Diese Selbstorganisation wird nicht unbedingt durch konzeptionelle Modelle von Input-Output-Mechanismen, sondern eher durch dynamische oder nicht-lineare Systeme erklärt. Die zugrunde liegende Annahme einer dynamischen Sichtweise von Verhalten ist, dass Menschen aus einer Vielzahl komplexer, multidimensionaler Subsysteme bestehen. Keines der Subsysteme hat dabei die logische Priorität für die Organisation oder das Initiieren des Systemverhaltens. Diese Annahme bedeutet, dass Handlungsverhalten [occupational behavior] jederzeit als Antwort auf das Zusammenspiel aller Konstrukte dieses Modells vorkommt. Kleine Änderungen in einem der Konstrukte können daher bedeutende Effekte auf das gesamte System haben.

Handlungsperformanz: Konstrukte und Struktur

In Einklang mit anderen existierenden und in Entwicklung befindlichen Modellen der Ergotherapie (Fisher, Murray & Bundy, 1991; Kielhofner, 1995; King, 1978; Llorens, 1976, 1984a; Mosey, 1981, 1986; Reilly, 1974) konzentriert sich dieses Modell vorwiegend auf die lebenslange Beziehung zwischen Person und Umwelt, die durch das Handeln aktiviert wird (West, 1984).

Acht wesentliche Konstrukte bilden die theoretische Struktur dieses Modells. Diese sind:
1. *Handlungsperformanz* [occupational performance]
2. *Handlungsrollen* [occupational performance roles]
3. *Bereiche der Handlungsperformanz* [occupational performance areas]
4. *Komponenten der Handlungsperformanz* [components of occupational performance]
5. *Kernelemente der Handlungsperformanz* [core elements of occupational performance]
6. *Umwelt* [environment]
7. *Raum* [space]
8. *Zeit* [time]

Jedes dieser Konstrukte beinhaltet mehrere in wechselseitiger Beziehung stehende Elemente.

Hinsichtlich der Beziehung zwischen Person, Umwelt und Performanz berücksichtigt der strukturelle Rahmen des Modells die Interaktion zwischen zwei Handlungsumwelten: Die *interne* Umwelt und die *externe* Umwelt (Abb. 1) einer Person. Die interne Umwelt beinhaltet die gesamten Strukturen, Bedingungen und Einflüsse, welche innerhalb des Menschen bestehen und die Handlungsperformanz betreffen. In diesem Modell umfasst dies die Konstrukte

- Handlungsrollen,
- Bereiche der Handlungsperformanz,
- Komponenten der Handlungsperformanz,
- Kernelemente der Handlungsperformanz,
- und Aspekte von Zeit und Raum.

Die externe Umwelt besteht aus Strukturen, Bedingungen und Einflüssen, die sich außerhalb der internen Umwelt befinden und innerhalb derer Handlungen ausgeführt werden. Die externe Umwelt hat

- sensorische,
- physische,
- soziale und
- kulturelle Dimensionen,

die in Zeit und Raum existieren.

Strukturell wird Handlungsperformanz als interaktives System betrachtet, welches sich aus Aspekten der internen und externen Umwelt zusammensetzt. Alle Konstrukte innerhalb des Systems sind dahingehend voneinander abhängig, dass die Prozesse, die zwischen ihnen stattfinden, einen fortlaufenden Dialog innerhalb und zwischen den beiden Umwelten bilden. Dieser Dialog findet im Kontext von Raum und Zeit statt.

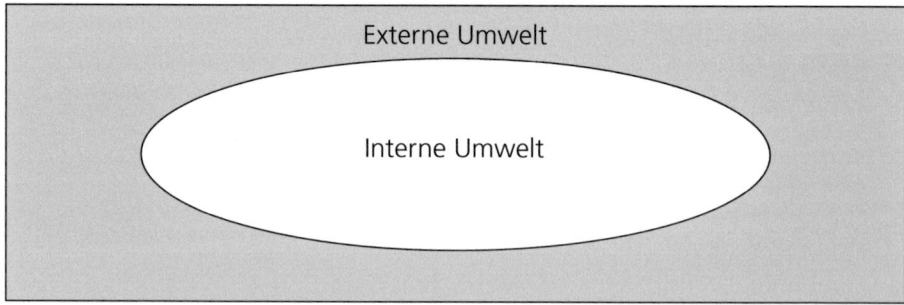

Abb. 1: Beziehung zwischen der internen und externen Umwelt der Handlungsperformanz

Die Interpretation der Konstrukte in diesem Modell erfolgt aus zwei Perspektiven. Die eine ist eine Interpretation von Konstrukten relativ zur *Ausführung* von Handlung. Sie kann verwendet werden, um die Durchführung menschlicher Handlungen zu beschreiben und zu klassifizieren.
Die zweite ist eine Interpretation derselben Konstrukte in Bezug zum *Ausführenden*. Sie kann verwendet werden, um Menschen als handelnde Wesen zu beschreiben.

Konstrukt 1: Handlungsperformanz

Das wesentliche Konstrukt, um welches das Occupational Performance Model (Australia) konzeptualisiert wird, ist die Handlungsperformanz. Die zentrale Behauptung in diesem Modell ist, dass jedes zielorientierte Verhalten, das in Bezug zum täglichen Leben steht, von seinem Wesen her eine Handlung darstellt. *Performanz*, wie sie in diesem Modell definiert wird, erweitert die übliche Vorstellung von Ausführung als motorischer Aktion. Es werden auch jene vorausgehenden und nachfolgenden physischen, mentalen und emotionalen Prozesse inkludiert, die für die ausgeführten Handlungsschritte relevant sind. *Performanz* ist die Fähigkeit, *Handlungen wahrzunehmen, zu wollen, ins Gedächtnis zu rufen, zu planen und auszuführen* als Reaktion auf *Anforderungen* der internen und/oder externen *Umwelt*. Diese Handlungen sind durch zweckvolle Verhaltensveränderungen charakterisiert, die *physisch, kognitiv* oder *psychosozial* sein können. *Handeln* bezieht sich auf das zweck- und bedeutungsvolle *Ausführen* von *Rollen, Handlungsabläufen, Handlungsschritten und Handlungsteilschritten [subtasks]* zum Zweck der *Selbsterhaltung [self-maintenance], Produktivität [productivity], Freizeit [leisure]* (Reed, 1984, S. 492) *und Erholung [rest]* (Llorens, 1991, S. 46; Meyer, 1922/1977, S. 641).

Handlungsperformanz ist die *Fähigkeit, Rollen, Handlungsabläufe, Handlungsschritte und Handlungsteilschritte wahrzunehmen, zu wollen, ins Gedächtnis zu rufen, zu planen und durchzuführen*; zum Zweck der *Selbsterhaltung, Produktivität, Freizeit und Erholung* als Reaktion auf *Anforderungen* der *internen* und/ oder *externen Umwelt*.

Konstrukt 2: Handlungsrollen

Das Konzept der *Rolle* ist komplex und setzt sich aus vielen verschiedenen Komponenten und Verhaltensweisen zusammen. Die Verwendung des Begriffes „Rolle" in diesem Modell wurde hauptsächlich aus der soziologischen Literatur (Jackson, 1972; Sarbin & Allen, 1968) übernommen. „Rolle" wird definiert als *„eine Summe von Verhaltensweisen, die gewisse sozial anerkannte Funktionen haben und für die es einen akzeptierten Regelkodex gibt"* (Christiansen & Baum, 1991, S. 857).

Rollen werden durch eine bewusste oder unbewusste Übernahme von Verhaltensmustern ausgedrückt, die gewöhnlich mit einer spezifischen Funktion in der Gesellschaft assoziiert werden (Delbridge, 1981, S. 1496). Rollen dienen als Mittel der sozialen Beteiligung und produktiven Teilnahme. Es wurde beschrieben, dass sie den Kern der sozialen Interaktion bilden (Jackson, 1972; Vause-Earland, 1991).

Rollen wurden in verschiedener Weise in umfassende Gruppen unterteilt, welche Bezeichnungen wie Familienrollen, persönlich-sexuelle Rollen, soziale Rollen, kulturelle Rollen und Handlungsrollen beinhalten (Thomas, 1966; Vause-Earland, 1991). Für jede Rolle, die im Laufe des Lebens erworben wird, entwickeln sich Erwartungen an die Ausführung von rollenbezogenen Aufgaben. Die Entwicklung dieser Erwartungen wird sowohl durch die soziokulturellen Faktoren in der externen Umwelt als auch durch die Person, die die Rolle ausführt, beeinflusst. Kompetenz und Zufriedenheit mit der Ausführung der Rolle basieren daher auf internen ebenso wie auf externen Wahrnehmungen der Performanz (Christiansen, 1991; Jackson, 1972). Im Rollenverhalten drückt der Mensch seinen Platz in der Gesellschaft aus. Dies erfolgt sowohl durch seinen einzigartigen und wertvollen Beitrag für die Gesellschaft als auch durch seine Fähigkeit, sich innerhalb einer bestimmten soziokulturellen Umwelt deren Normen anzupassen.

Handlungsrollen sind jene, die den Großteil der täglichen Handlungsabläufe ausmachen (Kielhofner, 1995; Kielhofner & Burke, 1985; Llorens, 1991). In der ergotherapeutischen Literatur wird zunehmend betont, dass die Ziele des Berufes die Bewahrung, Erhaltung und Entwicklung wertgeschätzter Handlungsrollen beinhalten (Christiansen, 1991; Heard, 1977; Jackoway, Rogers & Snow, 1987; Kielhofner, Harlan, Bauer & Maurer, 1986; Matsutsuyu, 1971; Moorhead, 1969; Oakley, Kielhofner; Barris & Reichler, 1986; Vause-Earland, 1991; Versluys, 1980).

Das Konzept von „Wahl" und „Notwendigkeit", das Menschen dazu bringt, Handlungsrollen einzunehmen, reflektiert das Ausmaß, in dem eine Handlungsrolle von einem Individuum gewählt werden kann oder als Ergebnis des sozialen Druckes angenommen wird. Dieses Modell berücksichtigt, dass die individuelle Wahl sowohl als Konstrukt als auch als persönliches/soziales Wertsystem jenen sozialen Gruppen, deren soziokulturelle Identität kollektivistisch ist, fremd ist (Manstead & Hewstone, 1995). Die Performanz von Handlungsrollen kann daher durch das Individuum, durch die soziale Gruppe oder durch Kombinationen von beiden bestimmt werden.

Handlungsrollen bestehen aus bestimmten Mustern der Handlungsperformanz, die durch die individuellen Anforderungen an tägliche Handlungsabläufe von Selbsterhaltung, Produktivität, Freizeit und Erholung innerhalb spezifischer sensorischer, physischer, kultureller und sozialer Kontexte bestimmt werden.

In Übereinstimmung mit den in diesem Modell dargestellten Beziehungen zwischen Person, Umwelt und Performanz kann konzeptionalisiert werden, dass Handlungsrollen *drei Dimensionen* haben.

- Eine Dimension ist *„Wissen"* [knowing]. „Wissen" bedeutet, ein intuitives oder kognitives Verständnis für gewollte oder erwartete Handlungsrollen zu haben. Dieses Wissen führt dazu, dass eine Person Vorstellungen von jenen bestimmten Mustern der Handlungsperformanz hat, die von der physisch-sensorisch-soziokulturellen Umwelt erwartet oder akzeptiert werden.
- Die zweite Dimension beinhaltet den *Prozess des Tuns* [doing] und damit gewöhnlich die physische Aktion von Menschen innerhalb ihrer Umwelt.
- Die dritte Dimension betrifft die zwischenmenschlichen und sozioemotionalen Aspekte der Rollenidentität. Sie anerkennt den Gedanken des *„Seins"* [being] als die Komponente der Erfüllung oder Zufriedenheit in Handlungsrollen (Rowles, 1991). Es ist möglich, dass diese Dimension mit dem persönlichen Sinn [meaning] verbunden ist, welcher dazu beiträgt, die eigene Handlungsrolle wertzuschätzen.

Menschen nehmen Handlungsrollen vollständig oder teilweise ein. So bringt die vollständige Einnahme der Handlungsrolle „Hausfrau" (Rolle als Arbeitende) Handlungsverhalten hervor, das die Manipulation der physischen Aspekte des Haushaltes beinhaltet (Tun). Das kann innerhalb des sozialen Kontextes einer Familie ausgeführt werden oder nicht. Dementsprechend können zwischenmenschliche Interaktion und persönliche Kenntnis um Bedürfnisse der Familie (Wissen) erforderlich sein. Die Rolle bringt Aspekte der Zufriedenheit und Erfüllung mit sich (Sein), die sowohl mit der persönlichen Vorstellung von Kompetenz in der Ausführung der Rolle als auch mit den persönlichen Wahrnehmungen ihres soziokulturellen Wertes in Verbindung stehen.

Im Gegensatz dazu könnte man annehmen, dass ein älterer Mann, der beträchtliche physische Unterstützung benötigt, keine Handlungsrolle als Selbsterhalter hat, weil er Handlungsabläufe oder Handlungsschritte der Selbsterhaltung nicht länger „tun" kann. Er „weiß" jedoch, was er getan haben und wie er es von Pflegepersonen ausgeführt haben möchte und nimmt dadurch an der Dimension des „Wissens" der Rollenausführung teil. Er kann, wenn Handlungsabläufe nach seinen Angaben durchgeführt werden, Zufriedenheit erfahren und damit die Dimension des „Seins" in Hinsicht auf die Erfüllung der Rolle erfahren. Andere Personen sind vielleicht in der Lage, alle Aspekte des „Tuns" und „Wissens" von Handlungsrollen durchzuführen, erreichen aber nie die erwarteten Gefühle von Zufriedenheit und Erfüllung bei der Ausführung. Die Dimension des „Seins" dieser Rollenperformanz würde fehlen.

Eine Person mit schweren Mehrfachbehinderungen ist vielleicht nicht in der Lage, zu den Aspekten des „Tuns" oder „Wissens" einer Handlungsrolle wie der eines Selbsterhaltenden beizutragen. Die persönliche Erwartung kann darauf bezogen sein, in einer sicheren, angenehmen Situation versorgt zu „sein", die das für diese Person nötige Maß an Zufriedenheit bietet. Wie zuvor festgestellt, werden die Annahmen über Handlungsrollen zum Teil von der Umwelt einer Person bestimmt. In diesem Fall wird eine Person, der die Fähigkeit fehlt, Aspekte des „Tuns" oder „Wissens" von Handlungsrollen zu organisieren, auf einer Ebene versorgt „sein", die im soziokulturellen Kontext als geeignet angesehen wird. Das kann mit der persönlichen Erwartung übereinstimmen oder auch nicht.

Rollen sind abhängig von sich ändernden persönlichen Komponenten der Performanz wie Alter, Fähigkeiten und physisch-sensorisch-soziokulturellen Umständen. Die meisten Menschen nehmen eine beachtliche Zahl von Rollen gleichzeitig ein. Die Art, wie Menschen die Anordnung der Rollen zu jeder Zeit im Gleichgewicht halten, und die Entscheidung darüber, welche Rollen aufgegeben und welche angenommen werden, bilden Veränderungen im Rollenverhalten eines Handelnden. Diese Veränderungen finden im Laufe des Lebens ständig als Antwort auf Anforderungen der internen und externen Umwelt statt.

Als Teil eines interaktiven Systems haben Handlungsrollen die Eigenschaft, gleichzeitig andere Aspekte des Systems zu beeinflussen und von ihnen beeinflusst zu werden. In vielen Kulturen bestimmt zum Beispiel die Handlungsrolle „Arbeitnehmer" das Gleichgewicht zwischen den Handlungsperformanz-Bereichen Selbsterhaltung, Produktivität, Freizeit und Erholung. Dieses (Un)Gleichgewicht wiederum beeinflusst die Anforderungen an die Komponenten, die zur Ausführung im Bereich der Produktivität notwendig sind. Umgekehrt kann, wenn die Umstände einer Person die Wahl einer Handlungsrolle erlauben, diese Wahl auf einer bestimmten Komponentenstärke beruhen, wie z.B. der herausragenden motorischen Koordination eines Athleten. Die Handlungsrolle ist das zentrale organisierende Konstrukt der Handlungsperformanz im Occupational Performance Model (Australia) (Chapparo & Ranka, 1996) (Abb. 2).

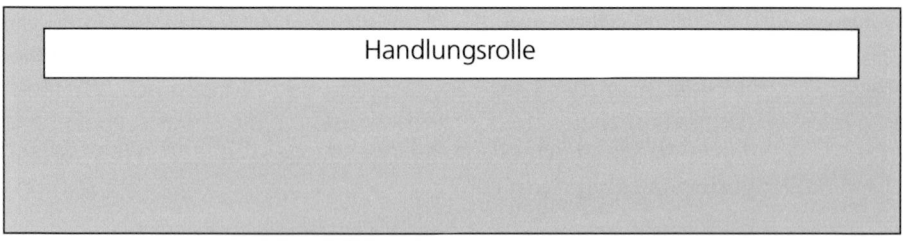

Handlungsrolle

Abb. 2: Position der Handlungsrolle im Occupational Performance Model

Handlungsrollen sind *Verhaltensmuster,* die sich aus Anordnungen *von Handlungen der Selbsterhaltung, Produktivität, Freizeit und Erholung zusammensetzen.* Handlungsrollen werden durch individuelle *Beziehungen* zwischen *Person, Umwelt und Performanz* bestimmt. Sie werden durch *Notwendigkeit* und/oder *Wahl festgesetzt* und mit *Alter, Fähigkeiten, Erfahrung, Umständen und Zeit modifiziert.*

Analyse der Handlungsperformanz: Handlungsrollen
Jede Analyse von Handlungsrollen hinsichtlich dieser Definition würde folgende Dimensionen enthalten:

- Identifizierung der gewählten und notwendigen Handlungsrollen.
- „Zusammenpassen" von Umwelt und Handlungsrollen.
- Persönliche Vorstellungen vom Gleichgewicht der gewählten und notwendigen Handlungsrollen.
- „Tun" – die physische Kapazität, Handlungsabläufe durchzuführen, die durch eine Handlungsrolle erforderlich werden.
- „Wissen" – die Fähigkeit, Handlungsabläufe zu entwickeln, zu planen, zu strukturieren und zu organisieren, die durch eine Handlungsrolle erforderlich werden.
- „Sein" – erlangte oder erwartete Zufriedenheit, Wert und Erfüllung, die der wahrgenommenen Handlungsrolle zugeschrieben werden.
- Die von der Person und anderen in ihrer Umwelt wahrgenommene Angemessenheit von Handlungsrollen unter Berücksichtigung von Alter, Fähigkeiten, Ressourcen der Umwelt und Zeit.
- Das Potential für Anpassung oder Wechsel in der Performanz von Handlungsrollen.

Konstrukt 3: Bereiche der Handlungsperformanz

Die Ergotherapie teilt traditionellerweise die Durchführung von alltäglichen Handlungen in drei Bereiche ein:
- Handlungen der Selbsterhaltung
- Handlungen der Produktivität und Schule
- Handlungen der Freizeit und des Spiels.

Dieses Modell schlägt einen vierten Bereich vor: Handlungen, die der Erholung dienen [rest occupations]. Auch andere AutorInnen haben die Bedeutung dieser Dimension der Handlungsperformanz erkannt (Llorens, 1991) (Abb. 3).

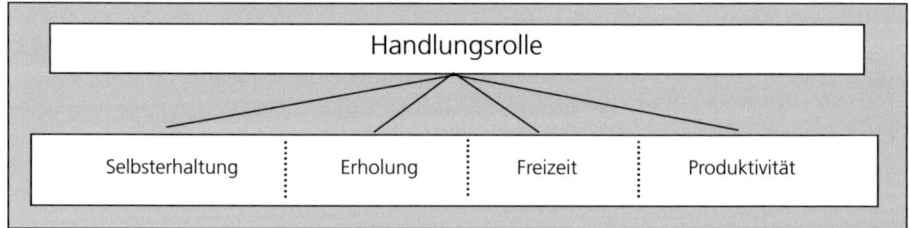

Abb. 3: Bereiche der Handlungsperformanz und ihre Beziehung zu anderen Konstrukten im Occupational Performance Model

Erholungshandlungen sind das *absichtsvolle Verfolgen* einer *Nicht-Aktivität*. Das kann sowohl die Zeit, die dem *Schlaf* gewidmet ist, einschließen (Meyer, 1922/1977) als auch Handlungsabläufe, Handlungsschritte, Handlungsteilschritte und Rituale, die man unternimmt, um sich zu *entspannen*.

Indem der Bereich der Erholungshandlungen getrennt von den Selbsterhaltungshandlungen beschrieben ist, wird anerkannt, dass es soziokulturelle, tagesbedingte und lebensabschnittsbedingte Gründe für das Ausmaß gibt, in dem Menschen eher passiv und kontemplativ als aktiv und produktiv sind oder es zu sein wünschen (Rowles, 1991). Zum Beispiel können ältere Menschen ein steigendes Bedürfnis nach und eine steigende Fähigkeit zu Reminiszenz, Lebensrückblick und reflektiveren Arten von Handlungen haben (Coleman, 1986; Rowles, 1991).

Selbsterhaltungshandlungen sind Handlungsabläufe, Handlungsschritte und Handlungsteilschritte, die ausgeführt werden, um die *Gesundheit* und das *Wohlbefinden* einer Person in der Umwelt zu *erhalten* (Reed 1984, S. 499). Diese Handlungsabläufe, Handlungsschritte und Handlungsteilschritte können entweder als regelmäßige Handlungsabläufe (Anziehen, Essen) vorkommen oder als fallweise, nicht regelmäßige Handlungsschritte (Einnahme von Medikamenten), die durch bestimmte Umstände erforderlich werden.

Produktivitäts-/Schulhandlungen sind Handlungsabläufe, Handlungsschritte und Handlungsteilschritte, die es einer Person ermöglichen, durch die Produktion von *Gütern* oder die Bereitstellung von *Dienstleistungen* für *sich*, die *Familie* oder die *Gemeinschaft* zu sorgen (Reed 1984, S. 499).

Freizeit-/Spielhandlungen sind solche Handlungsabläufe, Handlungsschritte und Handlungsteilschritte, die zum Zweck der *Unterhaltung*, der *Kreativität* und des *Feierns* durchgeführt werden.

Handlungen: Handlungsabläufe, Handlungsschritte und Handlungsteilschritte

Aktivität ist ein Begriff, der in der Ergotherapie traditionellerweise verwendet wird, um die Zielgerichtetheit einer Aktion aufzuzeigen (Christiansen, 1991; Cynkin, 1979; Fidler & Fidler, 1978; Meyer, 1922/1977; Mosey, 1981). Die Bedeutungen des Begriffes Aktivität wurden jedoch so weit und flexibel, dass er die Fähigkeiten verloren hat

1.) Elemente von Handlungen und Performanz auf verschiedenen Ebenen zu beschreiben, und

2.) den Fokus von ergotherapeutischer Intervention zu leiten und zu beeinflussen (Christiansen, 1991; Jenkins, 1993; Lyons, 1983; Nelson, 1988).

Zum derzeitigen Stand der Entwicklung des Occupational Performance Model (Australia) werden Handlungen in allen Bereichen der Handlungsperformanz entsprechend der existierenden Komplexität von Struktur und Zeit klassifiziert. (Abb. 4)

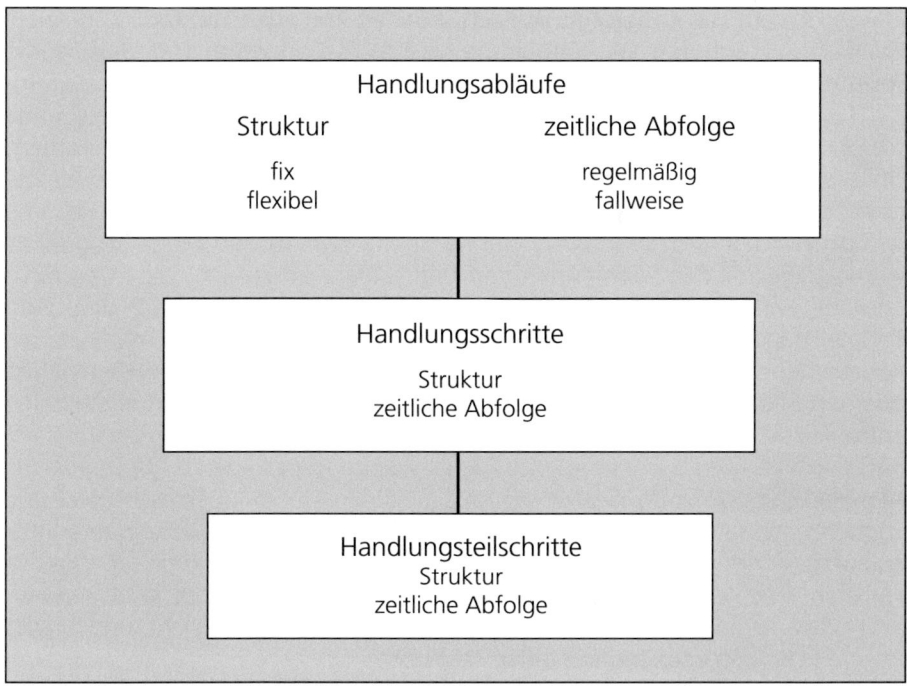

Abb. 4: Struktur von Handlungen im Occupational Performance Model: Handlungsabläufe, Handlungsschritte und Handlungsteilschritte

Zunächst kann die Struktur einer Handlung in drei Komplexitätsebenen gegliedert werden: Handlungsteilschritte, Handlungsschritte und Handlungsabläufe. **Handlungsteilschritte** sind Teile oder einzelne Einheiten des gesamten Handlungsschrittes und werden als beobachtbares Verhalten angegeben (Romiszowski, 1984).

Handlungsschritte werden als Sequenzen von Handlungsteilschritten angesehen, die geordnet vom ersten bis zum letzten ausgeführt werden, um einen bestimmten Zweck zu erfüllen. Diese Handlungsschritte können aktiv durchgeführt oder nur gedacht (geplant oder vorgestellt) werden. Zum Beispiel kann der Handlungsschritt „Trinken" in folgende Handlungsteilschritte gegliedert werden: das Glas lokalisieren, zum Glas hingreifen, das Glas fassen und das Glas hochheben. Alle diese Handlungsteilschritte ergeben, in einer geordneten Sequenz zusammengefügt, den Handlungsschritt „Trinken".

Handlungsabläufe sind Sequenzen von Handlungsschritten, die als Antwort auf einen internen oder externen Reiz beginnen und mit dem Erreichen des antizipierten Ziels [critical function] enden (Brown, 1987). Die Muster von Handlungsschritten, die entwickelt werden, können **fix oder flexibel** sein. Viele Handlungsabläufe der Selbsterhaltung sind fix. So erfordern zum Beispiel die Toilette, die Mundhygiene oder das Anziehen die Durchführung ganz bestimmter Handlungsschritte, um das antizipierte Ziel zu erfüllen. Der vorherrschende soziokulturelle Kontext bestimmt, wie die Handlungsabläufe fixiert werden. Üblicherweise gibt es wenig Abweichung von diesen akzeptierten Handlungsabläufen. Flexible Handlungsabläufe können auf viele verschiedene Arten ausgeführt werden (Brown, 1987). Solange sie in einer Art und Weise ausgeführt werden, die für den Durchführenden und andere akzeptabel ist, ist es nicht relevant, wie das Muster der Handlungsschritte aussieht. So beinhalten zum Beispiel Handlungsabläufe des Spiels eine Anzahl von Handlungsschritten, die verschiedene Strukturen annehmen können: z.B. Fußball spielen, ins Kino gehen oder ein Bild malen. Jeder dieser Handlungsabläufe des Spiels erfüllt dasselbe antizipierte Ziel: Spiel.

Alle Handlungsabläufe setzen sich aus flexiblen Handlungsteilschritten und Sequenzen zusammen. Obwohl zum Beispiel Anziehen kein flexibler Handlungsablauf ist, können die spezifischen Handlungsteilschritte des Handlungsablaufes variieren. Eine Person knöpft ihre Bluse zu, indem sie einen Knopfhaken verwendet, eine andere knöpft die Bluse, bevor sie sie über den Kopf zieht, und wieder andere Personen verwenden Klettverschlüsse.

Die Einteilung in Handlungsteilschritte, Handlungsschritte und Handlungsabläufe kann auch entsprechend ihrer zeitlichen Muster beschrieben werden. Handlungsabläufe können **regelmäßig oder fallweise** ausgeführt werden. Regelmäßige Handlungsabläufe treten täglich auf und sind üblicherweise wesentlich für die Kompetenz einer Person in Bezug auf die Anforderungen ihrer Umwelt. Solche Handlungsabläufe können zur Gewohnheit werden, indem automatisierte Sequenzen von Handlungsschritten ohne Denken durchgeführt werden können. Fallweise durchgeführte Handlungsabläufe haben nicht dieselbe Regelmäßigkeit. Sie müssen nicht jeden Tag durchgeführt werden, können aber dennoch für selbstständige Alltagsbewältigung wesentlich sein. So veranlasst zum Beispiel eine plötzliche Erkrankung einen Menschen zum Handlungsablauf eines Arztbesuches. Andere nicht regelmäßige Handlungsabläufe müssen nicht unbedingt ausgeführt werden, haben aber einen qualitativen Einfluss auf das Leben der Person. Ein Kinobesuch ist zum Beispiel für die meisten Menschen kein notwendiger Handlungsablauf, wird aber dennoch von vielen als lebensbereichernd angesehen. Viele Menschen suchen nach der Abwechslung, die ein solcher Handlungsablauf in den Alltag bringt.

Das Ausmaß, in dem sich Menschen an der Durchführung von Handlungsteilschritten, Handlungsschritten und Handlungsabläufen beteiligen, variiert innerhalb ihrer Lebensspanne und ist abhängig von Alter, Lebensumständen und Fähigkeiten. Kleine Kinder sind zum Beispiel nicht fähig, bestimmte Handlungsabläufe ohne die Hilfe von Eltern oder LehrerInnen vollständig durchzuführen. Dennoch können sie schon sehr früh in ihrem Leben einige Handlungsschritte und viele Handlungsteilschritte eines Handlungsablaufes durchführen. Innerhalb der ersten drei Lebensmonate beteiligen sich Babys an Handlungsteilschritten, z.B. durch Lokalisierung des Gesichtes der Mutter, durch Ergreifen eines Spielzeuges oder das in-den-Mund-Stecken von Objekten. Ein Mensch mit reduzierten motorischen und/oder kognitiven Fähigkeiten ist vielleicht niemals in der Lage, alltägliche Handlungsabläufe zu bewältigen. Trotzdem kann er eine Identität als Handelnder in Verbindung zu einer Handlungsrolle entwickeln, wenn Wahlmöglichkeiten für die Teilnahme an bestimmten Handlungsschritten bzw. Handlungsteilschritten gegeben werden. So muss zum Beispiel ein junger Mann mit kognitiver Behinderung, der nicht in der Lage ist, die Kosten von Lebensmitteln zu berechnen oder eine Einkaufsliste zusammenzustellen, nicht von der Teilnahme am gesamten Handlungsablauf des Einkaufens ausgeschlossen werden. Seine Teilnahme an den Handlungsschritten und Handlungsteilschritten des Handlungsablaufes Einkaufen, die er bewältigen kann, wie zum Geschäft fahren, einzelne Waren aussuchen, einpacken und transportieren, trägt dazu bei, seine Identität als Handelnder zu erweitern, indem er an der Handlungsrolle eines Einkäufers teilnimmt.

Klassifikation von Handlungen: Ein individueller Prozess

Alleine aufgrund seines Wissens über einen spezifischen Handlungsablauf, Handlungsschritt oder Handlungsteilschritt ist es für einen Beobachter nicht möglich, eine Handlung einem bestimmten Bereich der Handlungsperformanz zuzuordnen. Diese Zuordnung ist ein individueller Prozess, der vom Handelnden bestimmt wird. Die Art und Weise, wie eine Person eine Handlung einem Bereich der Handlungsperformanz zuordnet, kann je nach ihrem Zweck von Tag zu Tag variieren. Lesen kann zum Beispiel von einer Person zu verschiedenen Zeiten entweder als Selbsterhaltungshandlung (Rezeptanweisungen lesen) oder als arbeitsbezogene Handlung (vom Computerbildschirm ablesen) oder als Freizeithandlung (ein Buch zum Vergnügen lesen) oder als Suche nach Erholung (Lesen um einzuschlafen) klassifiziert werden. Handlungsabläufe werden ebenso subjektiv bewertet. Ein Handlungsablauf erhält durch den Kontext, in dem er ausgeführt wird, oder durch die persönliche Absicht des Handlungsablaufes Bedeutung. Im Sinne der Erhaltung der Umwelthygiene kann zum Beispiel die Reinigung des Fußbodens als Selbsterhaltungshandlung gesehen werden. Wenn jedoch derselbe Handlungsablauf in der Rolle einer professionellen Reinigungsfrau durchgeführt wird, ändern sich einige notwendige Handlungsschritte und Handlungsteilschritte.

Darüber hinaus variiert die Klassifikation von Handlungen zwischen verschiedenen soziokulturellen Gruppen. Manche Kulturen würden zum Beispiel das, was sie tun, niemals als Freizeit definieren (Anderson, 1964; Ranka & Zhuo, 1987; Ranka, Henley & Zhuo, 1989), selbst wenn außenstehende Beobachter die durchgeführten Handlungen als ‚‚Feiern" oder ‚‚Spiel" interpretieren würden. Ebenso könnten Menschen in anderen Kulturen (z.B. Soloman Islanders) alles, was sie tun, als Selbsterhaltung definieren (Twible, persönliche Kommunikation, Februar, 1988; Twible & Henley, 1996), auch wenn Beobachter den Zweck der Produktivität feststellen könnten. Die Zuordnung von Handlungen bleibt daher subjektiv und hängt vom Kontext, der Absicht des Durchführenden und der Art der Handlungsschritte ab (Nelson, 1988; Christiansen, 1991). Die gepunkteten Linien, welche die Bereiche der Handlungsperformanz in Selbsterhaltung, Erholung, Freizeit und Produktivität (Abb. 3) trennen, illustrieren, dass diese Einteilung im Occupational Performance Model (Australia) eine künstliche ist.

Jeder Tag des Lebens ist durch die Durchführung von Handlungen in den Bereichen der Selbsterhaltung, Produktivität, Freizeit und Erholung charakterisiert. Das Ausmaß, die Art und die Dauer der Performanz in einem Bereich beeinflussen die Performanz in den anderen Bereichen. Dies wird auch durch die punktierten Linien innerhalb der Ebene „Bereiche der Handlungsperformanz" (Abb. 3) illustriert. Das Ausmaß an Arbeit, das ein Handelnder jeden Tag leisten muss, kann das Maß an Erholung, das diese Person benötigt, oder die Zeit, die ihr für Freizeit zur Verfügung steht, bestimmen. Die Handlungsmuster in jedem der Bereiche sind in Bezug auf gewünschte oder erwartete Performanz in der Handlungsrolle individuell bestimmt. Vorstellungen vom Gleichgewicht der Bereiche der Handlungsperformanz können für eine Person nicht von anderen festgelegt werden.

In diesem Modell wird vorgeschlagen, dass eine Beziehung zwischen Handlungsrollen und Bereichen der Handlungsperformanz besteht, und dass diese Beziehung interaktiv ist. Dies ist in Abb. 3 durch die Pfeile zwischen diesen Ebenen des Modells dargestellt. Auf der einen Seite kann Performanz in den Handlungsbereichen Motivation und Kontext für die Entwicklung von Handlungsrollen sein. Andererseits helfen Verpflichtungen aufgrund von Handlungsrollen, die Art und Weise der Performanz in den Handlungsbereichen zu definieren.

Analyse der Handlungsperformanz: Bereiche der Handlungsperformanz
Die Analyse von Handlungen auf dieser Ebene kann sowohl hinsichtlich der Elemente der durchgeführten Handlungsabläufe, Handlungsschritte und Handlungsteilschritte (Aktivitätenanalyse) als auch hinsichtlich der Performanz (Fähigkeitsanalyse) analysiert und beschrieben werden. Für jedes Element kann sowohl Struktur als auch Zeit analysiert werden. Kochen kann zum Beispiel als Handlungsablauf beschrieben werden, der die Durchführung von Handlungsschritten und Handlungsteilschritten wie Schneiden, Lesen, Umrühren, Kosten und Ergreifen von Objekten in der Art und Weise erfordert, damit in einem bestimmten Zeitrahmen eine Mahlzeit entsteht (Aktivitätsanalyse). Die Fähigkeiten der Person, die das Mahl zubereitet, können dahingehend analysiert werden, wie erfolgreich und zufrieden stellend die Durchführung dieser Handlungsabläufe, Handlungsschritte und Handlungsteilschritte in Bezug auf strukturelle und zeitliche Ziele sind (Fähigkeitsanalyse).

Die Analyse, die für die Bereiche der Handlungsperformanz erforderlich ist, beinhaltet folgende Dimensionen:

- Identifizieren von Handlungsabläufen, Handlungsschritten und Handlungsteilschritten, die notwendige und ausgewählte Handlungsrollen unterstützen.
- Analyse von Struktur und zeitlichem Ablauf der Durchführung von Handlungsteilschritten und Handlungsschritten.
- Analyse der Struktur und Bewältigung von fixen und flexiblen Handlungsabläufen.
- Analyse des zeitlichen Ablaufs sowohl von regelmäßigen als auch nicht regelmäßigen Handlungsabläufen.

Konstrukt 4: Komponenten der Handlungsperformanz

Die Ausführung von Handlungsabläufen und Handlungsschritten in den Bereichen der Handlungsperformanz basiert auf der Fähigkeit, effiziente physische, psychische und soziale Funktionen aufrechtzuerhalten.

Dieses Konstrukt des Modells ist so aufgebaut, dass damit sowohl die Fähigkeiten des Handelnden als auch die Erfordernisse einer Handlungsaufgabe dargestellt werden.

Jede Handlung beinhaltet physische, sensomotorische, kognitive und psychosoziale Dimensionen. Diese Dimensionen spiegeln einerseits und fordern andererseits die verschiedenen physischen, sensomotorischen, kognitiven und psychosozialen Fähigkeiten einer Person, die für eine Handlung benötigt werden.

Die Beobachtung und Analyse von Komponenten der Handlungsperformanz kann entweder auf die Erfordernisse der Handlungsschritte und Handlungsteilschritte (Aktivitätenanalyse), auf die Fähigkeiten der Person (Fähigkeitsanalyse) oder auf die Beziehung zwischen den beiden fokussieren.

Die Komponenten der Handlungsperformanz werden in fünf Bereiche unterteilt: biomechanisch, sensomotorisch, kognitiv, intrapersonal, interpersonal (Abb. 5)

Biomechanische Komponente:

- Aus der Perspektive des *Handelnden* bezieht sich diese Komponente auf die Wirkungsweise von und Interaktion zwischen physischen Strukturen des Körpers während der Handlungsperformanz.
  Dies kann Bewegungsausmaß, Muskelkraft, Greifen, muskuläre und kardiovaskuläre Ausdauer, Kreislauf oder Ausscheidungsfunktionen beinhalten.

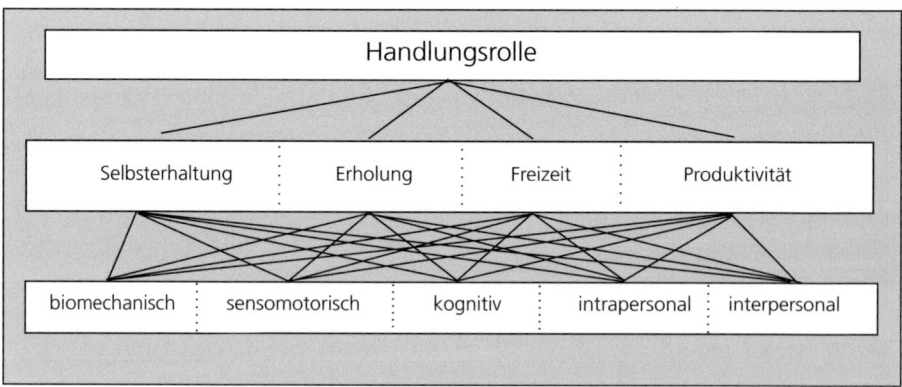

Abb. 5: Komponenten der Handlungsperformanz und ihre Beziehung zu anderen Konstrukten

▪ Aus der Perspektive der durchgeführten *Handlung* bezieht sich diese Komponente auf *biomechanische Eigenschaften* wie Größe, Gewicht, Dimension und Lokalisation von Objekten.

Sensomotorische Komponente:

▪ Aus der Perspektive des *Handelnden* bezieht sich diese Komponente auf die Wirkungsweise von und Interaktion zwischen *sensorischem Input* und *motorischer Reaktion* des Körpers während der Handlungsperformanz. Dies kann die Regulation der Muskelaktivität, das Hervorbringen von angepassten motorischen Reaktionen, das Registrieren von sensorischen Reizen und die Koordination beinhalten.

▪ Aus der Perspektive der *Handlung* bezieht sich diese Komponente auf die *sensorischen Aspekte*, wie z.B. Schwerkraft, Farbe, Material, Temperatur, Gewicht, Bewegung, Geräusche, Geruch und Geschmack.

Kognitive Komponente:

▪ Aus der Perspektive des *Handelnden* bezieht sich diese Komponente auf die Wirkungsweise von und Interaktion zwischen *mentalen Prozessen*, die während der Handlungsperformanz gebraucht werden. Das kann Denken, Wahrnehmen, Erkennen, Erinnern, Urteilen, Lernen, Wissen, Aufmerksamsein und Problemlösen beinhalten.

▪ Aus der Perspektive der *Handlung* bezieht sich diese Komponente auf die *kognitiven Dimensionen*. Diese werden üblicherweise durch die symbolische und operationale Komplexität der Handlung bestimmt.

Intrapersonale Komponente:

▪ Aus der Perspektive des *Handelnden* bezieht sich diese Komponente auf die Wirkungsweise von und Interaktion zwischen *internen psychischen Prozessen*, die während der Handlungsperformanz gebraucht werden. Das kann beinhalten: Emotion, Selbstwert, Stimmung, Affekt, Rationalität oder Abwehrmechanismen.

▪ Aus der Perspektive der *Handlung* bezieht sich diese Komponente auf *intrapersonale Eigenschaften*, die durch die Handlung stimuliert werden können und für die effektive Performanz notwendig sind, z.B. Wertschätzung, Befriedigung und Motivation.

Interpersonale Komponente:

▪ Aus der Perspektive des *Handelnden* bezieht sich diese Komponente auf andauernde und sich verändernde *Interaktionen zwischen einer Person und anderen* während der Handlungsperformanz, die zur Entwicklung des Individuums als Teil an der Gemeinschaft beiträgt. Dies kann die Interaktion zwischen Individuen in Beziehungen wie Partnerschaften, Familien, Gemeinschaften und Organisationen (sowohl formellen als auch informellen) beinhalten. Beispiele für Interaktion sind Teilen, Kooperation, Empathie, verbale und nonverbale Kommunikation.

■ Aus der Perspektive der *Handlung* bezieht sich diese Komponente auf die Art und das Ausmaß von *interpersonaler Interaktion*, welche für die effektive Performanz notwendig ist.

Der Einfluss der Komponenten auf die Handlungsperformanz ist das Ergebnis einer komplexen Vernetzung von Interaktionen. Diese beinhaltet sowohl wechselwirkende Beziehungen zwischen den Komponenten selbst als auch zwischen jeder Komponente und anderen Konstrukten innerhalb des Modells. Die Kapazität der Komponenten, sich gegenseitig zu beeinflussen, ist durch die punktierten Linien innerhalb dieser Ebene des Modells dargestellt (Abb. 5). Die Interaktion zwischen den Komponenten und anderen Ebenen des Modells ist durch die Pfeile zwischen den Ebenen im Modell illustriert (Abb. 5).

Analyse der Handlungsperformanz: Komponenten der Handlungsperformanz

Viele ergotherapeutische Analyseinstrumente überprüfen die Effizienz der Handlungsperformanz auf dieser Ebene des Modells. Für die biomechanische Komponente kann zum Beispiel die Gelenksmessung verwendet werden, um das Bewegungsausmaß zu analysieren (Trombly & Scott, 1989); das Wiedergeben von Zahlenfolgen kann verwendet werden, um das Kurzzeitgedächtnis zu überprüfen (Duchek, 1991); das Halten einer Körperstellung auf einem Balancebrett ist ein Beispiel für das Überprüfen einer sensomotorischen Komponente (Fisher, Murray & Bundy, 1991); Messungen der sozialen Interaktion können verwendet werden, um die interpersonale Komponente zu analysieren (Mosey, 1986); und Testinventare zu Einsamkeit und Depression werden als Messungen für die intrapersonelle Komponente beschrieben (Borg & Bruce, 1991).

Leontjew (1978) aber erinnert uns, dass es bei vielen dieser Komponenten unmöglich ist, sie unabhängig vom Kontext, in den sie eingebettet sind, zu analysieren. Jede Komponente interagiert mit anderen Komponenten. Daher erfordert die Analyse auf dieser Ebene:

■ Die Identifikation jener Komponenten, welche die Durchführung von Handlungsschritten und Handlungsabläufen im Alltag unterstützen.

■ Die Berücksichtigung des Effektes einer Komponente auf die Funktion anderer Komponenten.

■ Die Berücksichtigung der Handlungsanforderungen und der Übereinstimmung zwischen diesen Anforderungen und den Fähigkeiten des Handelnden.

Konstrukt 5: Kernelemente der Handlungsperformanz

Dieses Konstrukt erkennt das Paradigma der Interaktion von Körper-Geist-Seele an, welches schon lange als Schlüssel zu physischer und mentaler Gesundheit und Wohlbefinden betrachtet wird (Townsend, Brintnell & Staisey, 1990) (Abb. 6). Obwohl alle Elemente dieses Konstruktes in diesem Abschnitt einzeln beschrieben

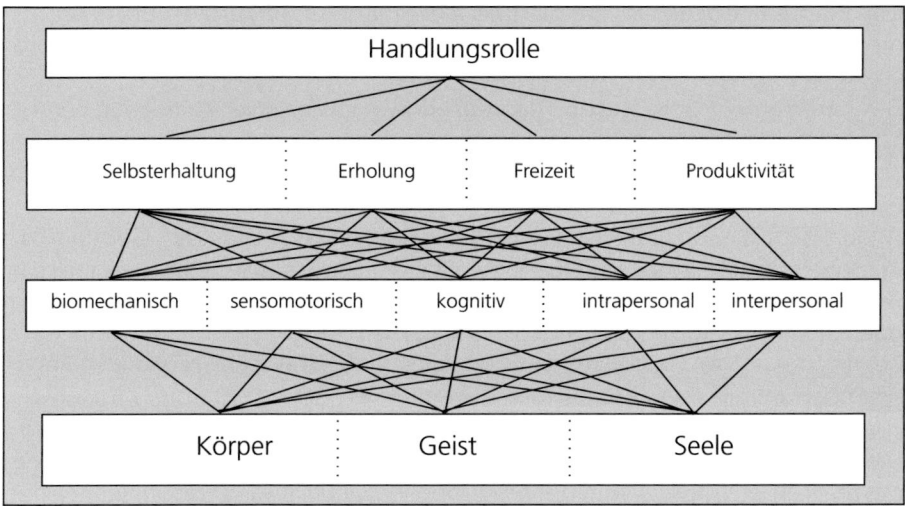

Abb. 6: Kernelemente und deren Beziehung zu anderen Konstrukten im Occupational Performance Model

werden, können sie funktionell nicht getrennt, reduziert oder als einzelne Elemente verstanden werden. Dieses Konzept ist der Ergotherapie nicht neu. 1922 unterstützte Meyer diese Prämisse, indem er sagte: „Unser Körper ist nicht nur ein paar Pfund Blut und Knochen, die eine Maschine darstellen, der ein abstrakter Geist oder eine Seele hinzugefügt sind" (1922/1977). Stattdessen beschrieb er den Prozess des „Tuns" und des „Wissens" als *pleasurable ease* (a.a.O. S. 640). Obwohl Meyer selbst diesen Begriff nicht definiert, könnte „pleasurable ease" aus der Sicht der psychoneuroimmunologischen Forschung interpretiert werden, welche Schwankungen in Stimmung, Schmerz und angenehmer Reaktion mit einer Reihe sowohl mentaler als auch physischer Aktivitäten in Verbindung gebracht hat (Ader & Cohen, 1993; Pelletier & Herzing, 1988). In diesem Modell werden Körper, Geist und Seele als Kernelemente, sowohl körperlich (physisch und greifbar) als auch nicht-körperlich (nicht greifbar und ohne materielle Existenz), verstanden.

Durch die Anerkennung des Kernelementes physischer Körper wird bekräftigt, dass innerhalb der Grenzen unseres Verstehens Aspekte menschlicher Performanz in Form ihrer kleinsten bekannten Strukturen wie Zellen, Moleküle und Gewebe beschrieben werden können. Die Interaktion innerhalb und zwischen diesen Strukturen trägt zur Handlungsperformanz bei, indem sie körpereigene physische Elemente bereitstellt, welche für die Handlungsperformanz benötigt werden.

Das **Element Körper** ist definiert als alle greifbaren *physischen* Elemente der menschlichen Struktur.

Das Kernelement Geist ist von TheoretikerInnen in vielen verschiedenen Formen konzeptualisiert worden. Einige Modelle über den Geist sind simpel, mechanistisch und reduktionistisch und vergleichen den menschlichen Geist mit einem einfachen „Input - Output" Modell.
Andere Sichtweisen (z.B. die neuronalen Modelle) versuchen den Geist als biologische Prozesse zu beschreiben. Wieder andere Modelle vom menschlichen Geist sind abstrakter. Fischbach (1992) zum Beispiel stellt Geist mit Bewusstsein oder einem subjektiven Sinn von Selbstwahrnehmung gleich. Er verwendet den Begriff „Geist" als „wachsamen inneren Kern, welcher das Spüren und Bewegen übernimmt ... und Bedürfnisse, Stimmungen, Sehnsüchte und unbewusste Formen des Lernens hervorbringt" (Fischbach, 1992, S. 24-25).
Die meisten TheoretikerInnen stimmen überein, dass das Produkt des Geistes das Denken ist. Dieses wiederum produziert individuelle Paradigmen der Realität, mittels derer wir unsere täglichen Handlungsabläufe, Handlungsschritte und Handlungsteilschritte planen.

Das **Element Geist** wird als der Kern unseres bewussten und unbewussten Intellektes definiert, er bildet die Basis für unsere Fähigkeit des Verstehens und Begründens.

Die Vorstellung von Spiritualität als ein elementarer Kern des Menschen wurde von Egan & De Laat (1994) auf Handlungen angewandt. Sie beschrieben die menschliche Spiritualität als jenen Kern einer Person, der in alltäglichen Handlungen zum Ausdruck gebracht wird.
Diese Sichtweise spiegelt frühere Interpretationen von Spiritualität in Handlungen wider, wie sie schon Meyer (1922/1977) beschrieb. Er beobachtete, dass Menschen sich in ihren alltäglichen Handlungen nicht nur mit deren Ausführung befassen, sondern auch Sinn aus ihnen beziehen.
Im Unterschied zu Religiosität wird Spiritualität daher nicht getrennt von Alltagshandlungen gesehen, sondern als Teil jeder Ebene der Handlungsperformanz.

Obwohl in der Gesundheitsliteratur viele unterschiedliche Definitionen von Spiritualität zu finden sind, scheinen sich drei Konzepte zu wiederholen, die sich auf die Begriffe „Sinn" [meaning] (Dossey & Guzzetta, 1994), „Hoffnung" [hope] (Bruhn, 1984; Dufault & Martocchio, 1985; Fine, 1991; Forbes, 1994) und das Gefühl der „Verbundenheit" [interconnectedness] (Canadian Association of Occupational Therapists, 1991) stützen. Die Verbindung von menschlichem Handeln und Sinn bildet den Kern eines erfüllten Lebens.

Im Occupational Performance Model (Australia) wird Spiritualität in allen Konstrukten ausgedrückt. Auf der **Ebene der Handlungsabläufe, Handlungsschritte und Handlungsteilschritte** trägt die Spiritualität zu Wahrnehmung von Sinn und Absicht bei, wenn eine Person gewünschte und notwendige Handlungen entwickelt, darüber nachdenkt und durchführt. Bei der gedanklichen oder konkreten Durchführung von Handlungen fühlen Menschen sich veranlasst, eine innere Zielgerichtetheit zu schaffen und zu entwickeln (Breines, 1989; Urbanowski & Vargo, 1994). Auf dieser Ebene wird Handlungsperformanz, wenn sie nicht als zielführend wahrgenommen wird, sinnlos, verliert an „Seele". Philosophen meinen, dass der Verlust des Sinnes vielleicht die größte persönliche und kollektive Krise darstellt, die Menschen in ihrem Alltag treffen kann (siehe z.B. Frankl, 1959; Fromm, 1968; Marx, 1932/1977; Popper, 1981; Trueblood, 1951). Trueblood (1951, S. 49) zum Beispiel sagte: „Was für Frauen und Männer furchtbar ist, ist die Überzeugung, nicht gebraucht zu werden, nichts beizutragen und dass ihr Leben keinen andauernden Sinn hat".

Auf der **Ebene der Komponenten** im Occupational Performance Model trägt Spiritualität, definiert über Sinn und Hoffnung, zu kognitiven Operationen bei, welche die Vorstellungskraft, das Treffen von Entscheidungen und die Reflexionsfähigkeit beinhalten. Intrapersonale Aspekte von Sinn und Hoffnung beziehen sich auf Vorstellungen von persönlicher Kontrolle, von Absicht sowie von Willen und Motivation. Das Gefühl von Verbundenheit ist fundamental für das Bedürfnis nach und die Entwicklung von interpersonalen Prozessen, welche gleichzeitig ein persönliches Bedürfnis befriedigen und mit der externen sozialen Umwelt übereinstimmen.

Auf der **Ebene der Performanz** von Handlungsrollen trägt die Spiritualität in Form von persönlichem Sinn, Verbundenheit und Hoffnung zur Dimension des „Seins" von Rollen sowie zur Befriedigung, die durch das Ausführen von gewählten und benötigten Rollen erfahren wird, bei.

Auf der **Ebene des Konstruktes Zeit** bedeutet Spiritualität zum Beispiel, durch die Vorstellung der Zukunft Hoffnung zu spüren. Erinnerungen geben Menschen eine Verbundenheit mit ihrer Vergangenheit und bekräftigen die Wahrnehmung ihres Lebenssinnes. Letztendlich erlauben die Lebensgeschichten von Personen, eingebettet in Handlungen, eine Verbindung zu universalen Visionen ihrer selbst als Teil von ganzen Gesellschaften, Kulturen und Traditionen.

Bereits zu einem frühen Zeitpunkt in der Geschichte der Ergotherapie wurde Spiritualität als ein integrierter Aspekt von menschlicher Funktion und als untrennbar von Geist und Körper gesehen. In der weiteren Entwicklung des Berufes wurde dieser Aspekt der menschlichen Funktion bis zu dem Punkt entwertet, an dem er ignoriert wurde. Dieses Modell sieht Spiritualität nicht als ein Subsystem des Menschen, sondern als ein fundamentales Kernelement, welches in allen Aspekten einer handelnden Existenz enthalten ist.

Spiritualität wird als sehr persönliches Element gesehen, das trotzdem Menschen mit anderen verbindet und ihnen gleichzeitig erlaubt, ihre eigene, persönliche Vorstellung von Menschlichkeit zu gestalten.

Spiritualität bezieht sich auf den existenziellen Aspekt des Menschen, welcher die Existenz eines „Mysteriums" im Leben anerkennt. Die Anerkennung einer spirituellen Dimension setzt voraus, dass Menschen sich mit der Reflexion über das Wesen und den Sinn ihres Lebens beschäftigen (Canadian Association of Occupational Therapy, 1991; de Rozario, 1994).

Viele Mythen und Glauben sind Ausdruck von Spiritualität. Manche AutorInnen deuten dies als unsere Versuche, uns selbst die Welt zu erklären. Dieses Konstrukt erkennt die Erfahrung von Bewusstheit, Willen und Harmonie an, welche jeden Aspekt von menschlicher Performanz beeinflusst (Kuhn, 1962; Popper, 1981).

Über Jahrhunderte haben Philosophen die spirituelle Dimension des Menschen mit der Entwicklung von ethischen Kontexten für menschliches Verhalten verbunden. Dies wiederum ist mit vielen der soziokulturellen Normen verbunden, die bestimmen, wie wir tägliche Handlungen ausführen.

Die Anerkennung einer spirituellen Dimension für menschliche Handlungsperformanz in diesem Modell ist keine Ablehnung von physikalischen Erklärungen für menschliches Verhalten, sondern die Bestätigung dafür, dass auf der jetzigen Stufe der Entwicklung menschlichen Wissens physikalische Erklärungen unvollständig sind.

Das **Element Seele** wird hier frei definiert als der Aspekt des Menschen, der ein Gefühl von *Harmonie* in sich selbst und zwischen Selbst, Natur, Anderen und in manchen Fällen dem höchsten Anderen *sucht*; er *sucht* ein *existierendes „Mysterium"* des Lebens; er sucht *innere Überzeugung, Hoffnung* und *Sinn*.

Zusammen formen Körper, Geist und Seele den menschlichen Körper, das menschliche Gehirn, den menschlichen Verstand, das menschliche Bewusstsein seiner selbst und die menschliche Vorstellung des Universums (Popper, 1981).

Bezogen auf Handlungsperformanz lassen sich die Kernelemente Körper-Seele-Geist dieses Modells in die „Tun – Wissen – Sein" Dimensionen der Performanz übersetzen. Diese „Tun – Wissen – Sein" Dimensionen sind fundamental für alle Handlungsrollen, Handlungsabläufe, Handlungsschritte, Handlungsteilschritte und die Komponenten der Handlungsperformanz. Durch unterbrochene Linien innerhalb dieser Ebene des Modells ist dargestellt, dass zwischen den Kernelementen Interaktionen entstehen können. Die Beziehung zwischen Kernelementen und anderen Ebenen des Modells ist durch Pfeile dargestellt, welche die Kernelemente mit den Komponenten der Handlungsperformanz verbinden (Abb. 6).

Analyse der Handlungsperformanz: Kernelemente von Performanz
Die Analyse von Handlungsperformanz auf dieser Ebene verweist auf:

- Spezifische Pathologien des Körpers, welche die Handlungsperformanz beeinträchtigen, wie z.B. Schwellungen, Gewebskontrakturen, Entzündungen, Beeinträchtigungen im cardiovaskulären System, respiratorischen System und anderen Körpersystemen.
- Spezifische Pathologien des Geistes, welche von beeinträchtigten Funktionen des zentralen Nervensystems ausgehen und die Handlungsperformanz einschränken, wie Störungen der neuronalen Leitung, Schädigungen des Gehirns und Störungen der neurochemischen Prozesse.
- Spezifische Pathologien der Seele, welche die Handlungsperformanz beeinträchtigen, wie Verlust von Hoffnung, Entschlossenheit, „Verbundenheit" und Sinn.

Konstrukt 6: Externe Umwelt

Die externe Umwelt, die auf verschiedene Weise klassifiziert wurde, umfasst alle Bedingungen, die eine Person umgeben. Dieses Modell kategorisiert die externe Umwelt als interaktives sensorisch-physisch-soziokulturelles Phänomen (Abb. 7).

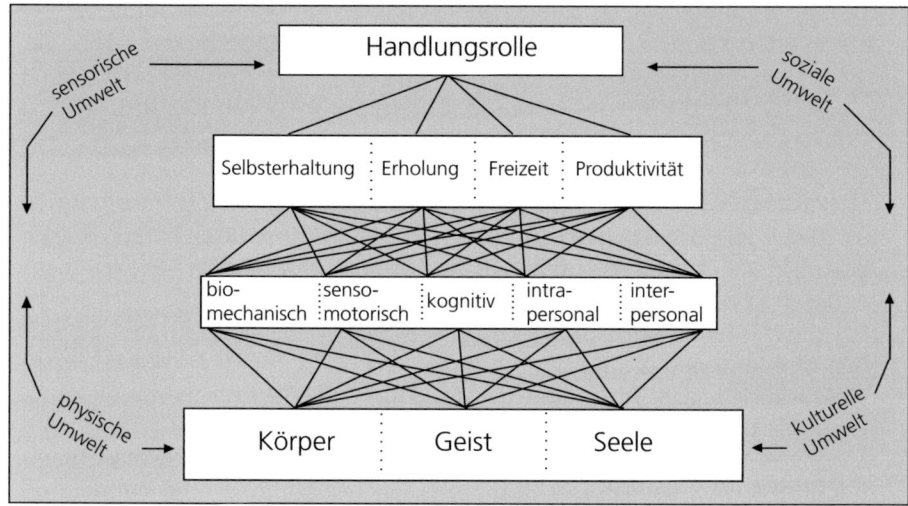

Abb. 7: Externe Umwelt und ihre Beziehung zu anderen Konstrukten im Occupational Performance Model

Die Interaktion dieser vier Dimensionen der Umwelt schafft weitere Subdimensionen wie politische und ökonomische Umwelt, welche die Handlungsperformanz weitreichend beeinflussen. Obwohl Aspekte dieser Umwelt einzeln definiert sind, ist die Wirkung der Umwelt auf die Handlungsperformanz ein Zusammenschluss sensorischer, physischer, sozialer und kultureller Dimensionen (Llorens, 1984b; Spencer, 1987). Dies wird in der Grafik durch Pfeile dargestellt, die alle vier Dimensionen der externen Umwelt miteinander verbinden.

Physische Aspekte der Umwelt beziehen sich auf die natürliche und die konstruierte Umwelt, die die physischen Grenzen bildet. Diese physische Umwelt trägt zur Gestaltung der Handlungsperformanz bei, indem sie beeinflusst, in welchem Ausmaß Selbsterhaltungs-, Produktivitäts-, Freizeit- und Erholungshandlungen ausgeführt werden können. Obwohl die physische Umwelt oft eindeutig erscheint, wird sie teilweise durch andere Dimensionen der Umwelt gestaltet.

So bestimmen zum Beispiel soziokulturelle Umwelteinflüsse das Aussehen der physischen Umwelt. Eine große Stadt in einer westlichen Gesellschaft mit ihren großen Gebäuden aus Glas und Stahl hat andere physische Dimensionen als ein Dorf auf einer tropischen Insel im Pazifik. Auch sensorische Aspekte der Umwelt tragen zu ihren physischen Charakteristika bei. Die arktische Umwelt unterscheidet sich in Stil, Struktur und physischen Komponenten sehr von der Umwelt einer Wüste.

Die **sensorische Umwelt** ist am engsten mit der sensorischen und kognitiven Komponente der internen Umwelt verknüpft und bietet natürliche Hinweise, welche die Handlungsperformanz leiten. Von den Informationen aus der sensorischen Umwelt sind jene am wesentlichsten, die für das Überleben entscheidend sind. So ist zum Beispiel zu bestimmen, ob eine Umwelt zu heiß oder zu kalt ist, um Leben zu erhalten; zu laut, um Erholungs- oder Arbeitsaktivitäten zu unterstützen; oder visuell zu verwirrend, um Konzentration zu ermöglichen.

Kultur bezieht sich in diesem Zusammenhang auf überlieferte Verhaltensmuster, die von den Mitgliedern einer Gruppe geteilt werden und ihnen wirksame Mechanismen für Interaktion bieten (Krefting & Krefting, 1991). Kultur kann als ein übergreifendes Konzept (z.B. westliche Kultur und Kultur von Ureinwohnern) verstanden werden, das die Umwelt von Gruppen hinsichtlich ihrer soziokulturellen Besonderheiten bestimmt; eigene Überzeugungen und Rituale werden zur Festlegung von Verhaltensnormen eingesetzt.

Menschen sind soziale Wesen. Manche TheoretikerInnen nehmen an, dass sich die **soziale Umwelt** aus mehreren Ebenen zusammensetzt (Llorens, 1984b; Barris, Kielhofner, Levin & Neville, 1985). Diese Ebenen wurden entsprechend dem unterschiedlichen Ausmaß von Intimität zwischen Menschen in Familie, Nachbarschaft, Gemeinde und der weiteren Gesellschaft entwickelt (Llorens, 1984b). Viele Handlungsrollen werden innerhalb verschiedener sozialer Umwelten ausgeführt, die Verhaltensregeln in Form von erwarteten sozialen Rollen beinhalten. Handlungsrollen, die innerhalb dieser sozialen Umwelten festgesetzt werden, und der Grad ihrer Beherrschung hängen nicht nur von individueller Entscheidung ab, sondern auch von sozialen Erwartungen. Daher ist der Grad der Übereinstimmung zwischen Handlungsrollen und der sozialen Umwelt einer der Haupteinflüsse auf die Performanz von Handlungsrollen.

Das Verhältnis, das zwischen den vorhergehenden Konstrukten und der externen Umwelt besteht, ist weitreichend und komplex wie in Abb. 7 dargestellt. Viele Handlungsrollen, Handlungsabläufe, Handlungsschritte und Handlungsteilschritte werden speziell als Antwort auf äußere Anforderungen durchgeführt und führen zu einer dauernden Anpassung des Handlungsverhaltens. Ähnlich kann Handlungsperformanz innerhalb der externen Umwelt Umwelteinflüsse erhalten oder ändern. Dieser Adaptionsprozess kann aus zwei unterschiedlichen Perspektiven beobachtet und analysiert werden:

- aus der Wirkung der Umweltdimensionen auf die Handlungsperformanz und/oder
- aus der Wirkung des Ausführenden auf die Umwelt.

Physische Umwelt bezieht sich auf die *natürlichen* und *konstruierten* Umwelten einer Person, welche die *physischen Grenzen* bilden und zur Gestaltung von Verhalten beitragen.

Sensorische Umwelt bezieht sich auf die *sensorischen* Umwelten einer Person. Sensorische Aspekte der Umwelt geben einer Person Information über die physisch-sozial-kulturellen Aspekte dieser Umwelt und der Überlebensmöglichkeiten in ihr.

Kulturelle Umwelt bezieht sich auf eine organisierte Struktur, die sich aus *Wertsystemen, Glauben, Idealen* und *Bräuchen* zusammensetzt, die gelernt und übermittelt werden, um zu den *Verhaltensgrenzen* einer Person oder einer Gruppe von Personen beizutragen.

Soziale Umwelt bezieht sich auf eine organisierte Struktur, die durch die *Beziehungsmuster zwischen Menschen* geschaffen wird, die innerhalb einer Gruppe wirken, welche wiederum dazu *beiträgt, Verhaltensgrenzen* zu bestimmen.

Analyse der Handlungsperformanz: Externe Performanz-Umwelt
Die Analyse der Handlungsperformanz auf dieser Ebene des Modells berücksichtigt:

- Das Ausmaß, in dem derzeitige und künftige Umwelten die Performanz von Handlungsrollen beeinträchtigen bzw. den Grad, in dem sie sie unterstützen.
- Die Möglichkeiten zur Modifizierung der physisch-sensorisch-sozio-kulturellen Umwelt.

Transaktionen innerhalb der sechs bereits dargestellten Konstrukte treten innerhalb der Dimensionen von Raum und Zeit auf.

Konstrukt 7: Raum

Raum ist definiert als eine Ausdehnung in alle Richtungen, in der alle materiellen Objekte oder Gestalten platziert sind. Das Occupational Performance Model (Australia) erweitert diese Ausführungen über Raum, um damit sowohl interne als auch externe Komponenten zu erfassen (Abb. 8). Menschen sind als Objekte von externem Raum umgeben. Sie haben aber auch einen internen Raum, der mit Objekten in Form von Körperstrukturen gefüllt ist. Das Konzept des internen Raumes stimmt mit den gegenwärtigen Ansichten menschlicher Funktionen überein. TheoretikerInnen beschreiben ein dreidimensionales Koordinatensystem, das dazu dient, externen Raum zu verstehen, und ein internes Raumsystem, das Körperteile in ihrer Beziehung zueinander und zum externen Raum beschreibt (Gilfoyle, Grady & Moore, 1981; Stelmach, 1982).

In diesem Modell wird interner und externer Raum als physischer und empfundener Raum verstanden. *Physischer Raum* leitet sich vom technischen Konstrukt Raum, wie er in der Physik gesehen wird, ab. Objekte und Raum sind aus physischer Materie zusammengesetzt, daher sind Vorstellungen vom physischen Raum von den Gesetzen der Physik bestimmt. Unser Verständnis über Körperstrukturen, Körpersysteme und Objekte, mit denen Menschen interagieren, und der weiteren physischen Welt, in der Menschen existieren und funktionieren, ist zum Teil von diesen Gesetzen abgeleitet.

Von größerer Bedeutung für die Handlungsperformanz ist der Begriff des *empfundenen Raums*. Menschen sind von physischem Raum umgeben, jedoch ist die Bedeutung, die sie ihm beimessen, die Art, wie sie ihn gebrauchen, und ihre Interaktion innerhalb desselben weitgehend davon bestimmt, wie sie ihn interpretieren. Diese Interpretation wird im OPM als empfundener Raum bezeichnet. Empfundener Raum ist eine persönliche, dynamische Sicht des physischen Raumes, wie er von jedem Individuum erfahren wird.
Die Bedeutung, die Menschen dem physischen Raum während der Handlungsperformanz geben, ist in allen vorher beschriebenen Konstrukten enthalten und daher grau schattiert dargestellt (Abb. 8).

Als Beispiel: Externe Objekte und Raum wirken auf der **Ebene der Kernelemente** auf die verschiedenen sensorischen Rezeptoren des Menschen. Durch einen komplexen Prozess der Interpretation führt diese Information zu einem Verständnis der Form- und Raumelemente der Umwelt. Diese Interpretation bezieht biomechanische, sensomotorische, kognitive und affektive Komponenten mit ein. In ähnlicher Weise werden Menschen ihrer internen Körperprozesse durch die Interpretation von Information auf der **Ebene der Kernelemente und der Komponenten** bewusst. Z.B. führt aktive Bewegung, die während eines Handlungsschrittes stattfindet, zu biomechanischen Veränderungen der räum-

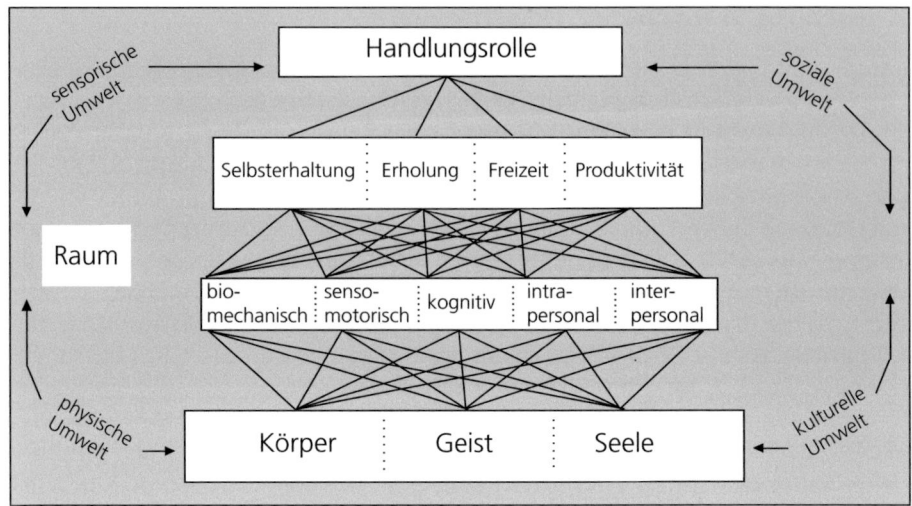

Abb. 8: Raum und seine Beziehung zu anderen Konstrukten im Occupational Performance Model

lichen Beziehung der Körperteile zueinander. Die Verarbeitung der komplexen sensorischen Informationen, die bei Bewegung im Raum und bei Interaktion mit Objekten im Raum aufgenommen werden, führt zu einem kognitiven Verständnis des Körpers im Raum und seiner Beziehung zu Objekten im Raum. Ein Teil der Bedeutung, die Raum und Objekten im Raum gegeben wird, beinhaltet eine affektive oder emotionale Komponente. Durch diese Komponente werden Gefühle entwickelt: Gefühle über sich selbst als ein Objekt im Raum, über die Art der Beziehung, die zwischen einem selbst und dem Raum besteht, und über die Beziehung zwischen einem selbst und anderen Objekten im Raum. Biomechanische, kognitive, sensomotorische, interpersonale und intrapersonale Perspektiven von Gestalt und Raum werden integriert, um eine hoch individualisierte Bedeutung von Form- und Raumkomponenten aller Handlungsschritte, die im Leben wahrgenommen, erinnert, geplant oder ausgeführt werden, zu schaffen.

Auf der **Ebene** der Planung und Ausführung von **Handlungsabläufen, Handlungsschritten und Handlungsteilschritten** gibt empfundener Raum Menschen die Fähigkeit zu konstruieren, zu organisieren und Erfahrungen zu schematisieren. Besonders für die Handlungsperformanz bietet der empfundene Raum Menschen eine Möglichkeit, Handlungsabläufe, Handlungsschritte und Handlungsteilschritte in Hinsicht auf deren Form und Struktur zu konzeptionalisieren. Menschen verstehen und erklären anderen, was getan werden muss, indem sie die endgültige Form der Handlungsschritte beschreiben, indem sie bewusst oder unbewusst die Ausführung in Handlungsteilschritte, die letztendlich einen kompletten Handlungsschritt ergeben, zerlegen und indem sie die Beziehung zwischen externen Objekten und Körperteilen während jedes Teilschrittes der Ausführung beschreiben.

Auf der Ebene der Handlungsrollen geht es beim räumlichen Verständnis von Handlungsabläufen und Handlungsschritten in Verbindung mit Zeit nicht nur darum, Menschen mit einem Mittel für die Konstruktion eines Bildes der räumlichen Welt, innerhalb derer sie Handlungsschritte ausführen, auszustatten. Auf dieser Ebene gipfeln räumliche Konzepte von regelmäßigen und fallweisen Handlungsabläufen in einem Handlungsablauf, dem hinsichtlich seiner Struktur und Form Bedeutung beigemessen wird. So ist zum Beispiel in vielen Kulturen die Beschreibung der Rolle eines Arbeiters zu einem großen Teil von Raum und Zeit abhängig. Menschen beschreiben ihre Arbeitsrolle(n) im Verhältnis zu dem, *was* sie *tun* (der Endform), den *Menschen* oder den *Werkzeugen*, mit denen sie arbeiten (Objekte) und *wo* sie arbeiten (Position im Raum). Kinder, die ihre Rolle(n) als Spielende beschreiben, tun dies oft, indem sie beschreiben, *womit* sie spielen (Objekt) und *mit wem* sie spielen (Menschen als Objekte), und indem sie die „Regeln" des Spieles (Verhältnis der Objekte) benennen. Empfundener Raum trägt zu der Fähigkeit jedes Menschen bei, sich seine individuelle Welt zu konstruieren, Ereignisse innerhalb dieser Welt zu beschreiben und als Wichtigstes, sich auf das soziale Phänomen einzulassen, sein/ihr Verständnis dieser Welt innerhalb einer Kultur zu teilen (Bruner, 1990).

In der Verbindung von Vorstellungen sowohl des physischen als auch des empfundenen Raums verwendet dieses Modell den Terminus Raum wie folgt:

Raum bezieht sich sowohl auf die Zusammensetzungen von *physischer Materie* (Physischer Raum) als auch auf die persönliche Sicht von *Erfahrungen von Raum* (Empfundener Raum).

Konstrukt 8: Zeit

Zeit ist das letzte Konstrukt des Occupational Performance Model (Australia) und wurde als ein System definiert, das aufeinander folgende Ereignisse in Zusammenhang bringt (Delbridge, 1981, S. 1808). So wie in den zuvor dargestellten Beschreibungen des räumlichen Konstrukts wird Zeit in diesem Modell als **physikalische** Zeit und **empfundene** Zeit verstanden. Zeit ist im Modell ebenso als ein grauer Hintergrund dargestellt (Abb. 9).

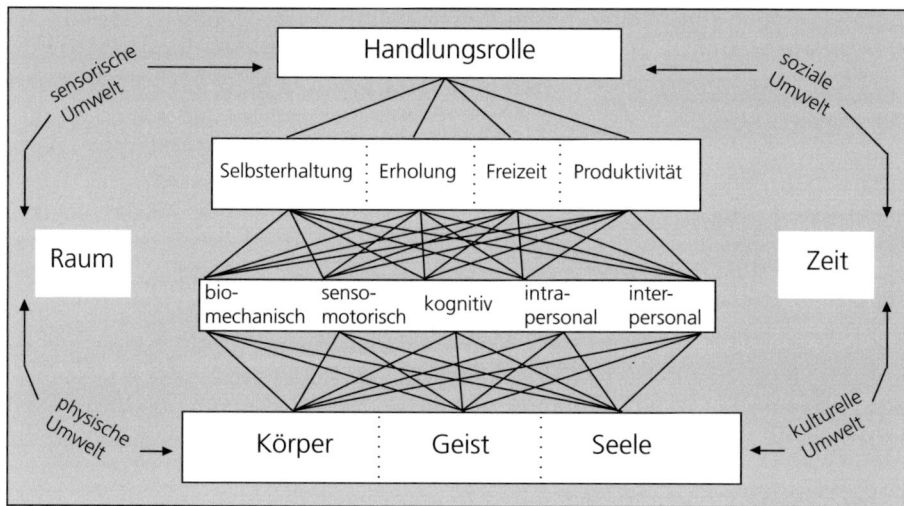

Abb. 9: Zeit und ihre Beziehung zu anderen Konstrukten im Occupational Performance Model

Physikalische Zeit wird von physikalischen Gesetzen hergeleitet, welche die zeitlichen Aspekte von physikalischen Veränderungen zu erklären versuchen, die während der Handlungsperformanz beobachtet werden. Dies wird üblicherweise im Sinne von nacheinander oder simultan auftretenden Ereignissen ausgedrückt. Auf der **Ebene der Kernelemente** zum Beispiel werden neuronale Prozesse nicht nur in Hinblick auf die räumliche Anordnung, sondern auch hinsichtlich der Zeit beschrieben. Auf der **Ebene der Umwelt** ist der Zyklus des Mondes und der Sonne ein Beispiel für physikalische Zeit.

Empfundene Zeit ist das persönliche Verstehen von Zeit, das auf der Bedeutung, die man ihr zuschreibt, beruht.
So wie empfundener Raum beinhaltet empfundene Zeit stark persönliche Interpretationen, die auf allen Ebenen des Modells enthalten sind. Diese Interpretationen beruhen auf Erfahrung und werden laufend verändert und angepasst.

Physikalische und empfundene Zeit tragen gemeinsam auf jeder Ebene zur Handlungsperformanz bei. Unmittelbare Zeit bedeutet auf der **Ebene der Komponenten**, dass verschiedene biomechanische, sensorische, motorische und kognitive Operationen im Hier und Jetzt zur Durchführung von Handlungsschritten beitragen.

Unmittelbare zeitliche Abfolgen von Interaktionen zwischen Menschen tragen zur Angemessenheit von bestimmten sozialen Interaktionen bei.

Auf der **Ebene der Kernelemente** ist Zeit für die Muskelkontraktion, die neuronale Übertragung und ein spirituelles Gefühl der „richtigen" Zeit wesentlich.

Auf der **Ebene der Bereiche der Handlungsperformanz** ist das unmittelbare Timing von Handlungsteilschritten wesentlich für das Gestalten von sequenziellen Handlungsabläufen.

Auf der **Ebene der Rollenperformanz** dient unmittelbares Timing von Ereignissen dazu, eine Verbindung zwischen Menschen und sozialen und umweltbedingten Umständen herzustellen und dadurch ein Gefühl zu entwickeln, zur „richtigen Zeit" am „richtigen Ort" zu sein.

Weit verbreitete Vorstellungen von linearer Zeit wurden von der westlichen Gesellschaft hergeleitet und erstellen Grenzen dafür, wie Menschen in diesen Gesellschaften während eines Tages, einer Woche oder eines Jahres ihre „Zeit verbringen". Abgesehen von allgemeinen Entwicklungskonzepten von Zeit, die Geburt und Tod in Beziehung setzen, kann lineare Zeit abstrakter als einfaches „Vergehen von Zeit" gesehen werden. Daher ist sie wichtig für das Sequenzieren von Handlungen, besonders für Handlungsabläufe und Handlungsschritte, die über die Zeit hin und in Übereinstimmung mit anderen in der Umwelt aller Menschen auftreten (Peat, 1994).

Zyklische Zeit kündigt Gefühle von „Wissen" an, wann Ereignisse passieren sollen und tritt auf mit der Wiederholung von Handlungen bis zu dem Punkt, wo Gefühle Gewohnheit werden und uns dadurch am Ort verwurzeln.

Die externe Umwelt hat ihre eigene Zeit, die aus physikalischen Elementen und der zeitlichen Koordination von externen Ereignissen zusammengesetzt ist. An diese müssen individuelle Vorstellungen von Zeit angepasst werden. Dieser Aspekt von Zeit ist wesentlich für eine befriedigende Rollenperformanz.

So wie im Konzept von empfundenem Raum variieren auch Begriffe von empfundener Zeit von Person zu Person und von einer Kultur zur anderen. In vielen Kulturen wird Zeit oft ähnlich einer räumlichen Koordinate gestaltet. Eine gebräuchliche räumliche Koordinate, die Zeit repräsentiert, ist ein „Tag". In westlichen Kulturen dauert ein Tag 24 Stunden. In anderen Kulturen dauert ein Tag von Sonnenaufgang bis Sonnenuntergang. In vielen Kulturen ist ein Tag definiert als eine bestimmte Periode von Zeit, durch die vieles im menschlichen Leben geregelt ist. In diesen Kulturen wird das Muster der Handlungsperformanz teilweise durch diese „definierte" Zeitspanne, die als linear, zirkulär oder spiralförmig aufgefasst wird, organisiert. Viele Handlungen sind auf der Grundlage anderer Zeitmodelle, wie Jahreszeiten, Gesetzmäßigkeiten des Wetters oder Regeln von sozialen Gruppen, ähnlich organisiert. Wieder andere Kulturen haben kein formales Zeitmodell, obwohl eine gewisse Abstraktion von Zeit bezüglich der Periode existiert, die zwischen Anfang und Ende der Durchführung einer konkreten Lebensaufgabe besteht, zwischen Einschlafen und wieder Aufwachen, zwischen Sonnenaufgang und Sonnenuntergang und der Wiederholung derartiger Aktivitäten und Ereignisse. Abstraktionen von Zeit wie das Synchronisieren von Ereignissen und Handlungen, um sie miteinander zu koordinieren, und die Regulation von Handlungen in Hinblick auf Geschwindigkeit und undefinierbare innere Vorstellungen von der „richtigen Zeit" sind fundamental für den Zeitsinn aller Menschen (Popper, 1981).

Die Zeitkonzepte, die in diesem Modell dargestellt werden, sind durch das westlich-kulturelle Zeitverständnis der Autorinnen eingeschränkt. Bevor man dieses Modell benutzt, um die Abstraktion von Zeit in Relation zu anderen Kulturen zu erklären, müssten TherapeutInnen die vorherrschende Abstraktion von Zeit innerhalb jener Kultur erforschen und gegebenenfalls ihre Beziehung zu anderen Konstrukten innerhalb des Modells revidieren.

Zeit bezieht sich sowohl auf *eine zeitliche Ordnung von physikalischen und anderen Ereignissen* (Physikalische Zeit) als auch auf das persönliche *Verständnis von Zeit, das auf der Bedeutung, die ihr zugeschrieben wird, beruht* (Empfundene Zeit).

Ein erweitertes Konzept von Raum und Zeit in diesem Modell ist der Begriff „Ort". Ort ist ein bestimmter Teil von Raum von definierter oder undefinierter Ausdehnung. Deshalb bezieht sich *Ort* auf *Raum*, wie er in Verbindung mit *Zeit* existiert (Delbridge, 1981, S. 1320). AutorInnen wie Rowles (1991) und Seamon und Nordin (1981) haben über die Natur des „am richtigen Ort"- Seins theoretisiert. Sie beschreiben das als ein alltägliches Lebensphänomen, das durch einen Prozess von Vertiefung innerhalb eines spatiotemporalen Settings entsteht. Dieses Setting kann in der Gegenwart oder in der erinnerten Vergangenheit oder in der vorgestellten Zukunft sein und dadurch den Horizont für Handlungsperformanz im täglichen Leben setzen.

Die Anerkennung von Raum und Zeit, wie sie durch das „am richtigen Ort"-Sein ausgedrückt wird, bestätigt, dass es Dimensionen von menschlicher Handlungsperformanz gibt, die nicht produktivitätsorientiert sind. Diese Dimensionen entstehen durch das identitätsstärkende Potential von nicht-instrumentalen Aspekten von „am richtigen Ort"-Sein, wie Reminiszenzen (Erinnerung an

Lebensgeschichten), Reflexion (Überdenken von Gedanken und Handlungen) und Vertieftsein in räumlich oder zeitlich versetzte Umwelten (Tagträumen und Imaginieren).

Wenn man spatiotemporale Aspekte der externen Umwelt berücksichtigt, wird diese auch viel mehr als das physische oder soziokulturelle Setting für Performanz. Die phänomenologische Perspektive von empfundener Zeit und empfundenem Raum schließt die sensorische, physische, soziale, kulturelle und historische Dimension der Umwelt von gelebter Erfahrung ein.
Deshalb beinhaltet die Umwelt als eine spatiotemporale Welt nicht nur das gegenwärtige Setting einer Person, sondern hat auch eine Raum-Zeit-Tiefe, die innerhalb des Rahmens einer persönlichen Geschichte einzigartig erlebt wird.

Analyse der Handlungsperformanz: Raum und Zeit
Wie bereits beschrieben, sind Elemente von Raum und Zeit in die Handlungsperformanz auf allen Ebenen des Modells eingebettet. Die Bedeutung für die Analyse von Handlungsperformanz ist:

- aufmerksam zu sein in der Berücksichtigung der Raum- und Zeitdimensionen von Handlungsperformanz.

Zusammenfassung

Gegenwärtige Begriffe von Handlungsperformanz werden weltweit sowohl als Leitfaden für die Praxis (Canadian Association of Occupational Therapy, 1991) als auch als ein Mittel für die Entwicklung einer allgemeinen professionellen Sprache (American Occupational Therapy Association, Inc.1989) diskutiert. Dieser Artikel beschreibt den australischen Beitrag zu diesem Bestreben. Existierende Konzepte werden durch die Entwicklung eines Modells, das die Struktur von menschlicher Handlungsperformanz erklärt, erweitert. Das Occupational Performance Model (Australia) (Anhang 1) wird durch acht Konstrukte beschrieben: Handlungsperformanz, Handlungsrollen, Bereiche der Handlungsperformanz, Komponenten der Handlungsperformanz, Kernelemente der Handlungsperformanz, Umwelt, Raum und Zeit.

Hier wird das Anfangsstadium des Theoretisierens über Handlungsperformanz beschrieben, indem die Konstrukt-Terminologie definiert wird und vorgeschlagen wird, wie diese Konstrukte miteinander in Verbindung stehen. In Zukunft werden Konstrukte und Terminologie modifiziert werden, da das Modell einerseits Gegenstand weiterer Forschungen und Entwicklungen sein wird, und andererseits Ergebnisse von Felduntersuchungen in der Praxis einfließen werden.

Referenzen

Ader, R., & Cohen, N. (1993). Psychoneuroimmunology: conditioning and stress. Annual Review of Psychology, 44, 53-85

Allen, C.K. (1985). Occupational therapy for psychiatric diseases: Measurement and management of cognitive disability. Boston: Little, Brown and Co.

American Occupational Therapy Association, Inc. (1973). The roles and functions of occupational therapy personnel. Rockville, Maryland: Author

American Occupational Therapy Association, Inc. (1974). A curriculum guide for occupational therapy educators. Rockville, Maryland: Author

American Occupational Therapy Association, Inc. (1979). Occupational therapy output reporting system and uniform terminology for reporting occupational therapy services. Rockville, Maryland: Author

American Occupational Therapy Association, Inc. (1989). Uniform terminology for occupational therapy - second edition. American Journal of Occupational Therapy, 43(12), 808-815

Anderson, N. (1964). Dimensions of work. New York: David McKay

Árnaóttir, G. (1990). The brain and behaviour: Assessing cortical dysfunction through activities of daily living. St. Louis: C.V. Mosby

Ayres, A.J. (1979). Sensory integration and the child. Los Angeles: Western Psychological Services

Barris, R., Kielhofner, G., Levine, R.E., & Neville, A.M. (1985). Occupation as interaction with the environment. In G. Kielhofner (Ed.), A model of human occupation: theory and application (pp. 42-62). Baltimore: Williams & Wilkins

Brown, F. (1987). Meaningful assesment of people with severe and profound handicaps. In M.E. Snell (Ed.), Systematic instruction of persons with severe handicaps (3rd ed.) (pp. 39-63). Columbus, Ohio: Charles E. Merrill Publishing Company

Bruhn, J. (1984). the therapeutic value of hope. Southern Medical Journal, 77, 215-219.

Borg, B. & Bruce M.A. (1991). Assessing psychological performance factors. In C. Christiansen, & C. Baum (Eds.), Occupational therapy: overcoming human performance deficits. (pp. 539-590). Thorofare, NJ: Slack, Inc.

Breines, E.B. (1989). The issue is – Making a difference: A premise of occupation and health. American Journal of Occupational Therapy, 43, 51-52.

Bruner, J. (1990). Acts of meaning. Cambrige, MA: Havard University Press.

Canadian Occupational Therapy Association (1991). Occupational therapy guidlines for client-centred practice. (Available from CAOT, 110 Eglinton Ave. West, 3rd floor, Toronto, Ontario, Canada M4R 1A3)

Christiansen, C. (1991). Occupational therapy: intervention for life performance. In C. Christiansen, & C. Baum (Eds.), Occupational therapy: overcoming human performance deficits. (pp. 3-44). Thorofare, NJ: Slack, Inc.

Christiansen, C., Baum, C. (Eds.) (1991). Occupational therapy: overcoming human performance deficits. Thorofare, NJ: Slack, Inc.

Coleman, P.G. (1986). Aging and reminiscence processes: Social and clinical implications. New York: Wiley

Cynkin, S. (1979). Occupational therapy: toward health through activities. Boston: Little, Brown

Delbridge, A. (Ed.) (1981). The Macquarie dictionary. St. Leonards, NSW: The Macquarie Library P/L

Dickoff, J., James, P., Wiedenbach, B. (1968). Theory in a practice discipline; Part 1: Practice oriented theory. Nursing Research, 17(5), 415-435.

Dossey, B., & Guzetta, C. (1994). Implications for bio-psycho-social-spiritual concerns in cardiovascular nursing. Journal of Cardiovascular Nursing, 8(4), 72-88.

Ducheck, J. (1991). Assesing cognition. In C. Christiansen, & C. Baum (Eds.), Occupational therapy: overcoming human performance deficits. (pp 523-537). Thorofare, NJ: Slack, Inc.

Dufault, K., & Martocchio, B.C. (1985). Hope: Its spheres and dimensions. Nursing Clinics of North America, 20, 379-391

Dunn, W.W., & Campbell, P. (1991). Desining pediatric service provision. In W. Dunn (Ed.), Pediatric occupational therapy: facilitating effectice service provision (pp. 139-160). Thorofare, NJ: Slack, Inc.

Dunn, W.W., & McGourty, L. (1989). Application of uniform terminology to practice. American Journal of Occupational Therapy, 42(12), 817-831

Dutton, R., Levy, L. & Simon, C. (1993). Frames of reference in occupational therapy: introduction. In H.L. Hopkins, H.D. Smith (Eds.), Willard and Spackman's occupational therapy (8th ed.) (pp 62-65). Philadelphia: J.B. Lippincott

Egan, M., & DeLaat, M. (1994). Considering spirituality in occupational therapy practice. Canadian Journal of Occupational Therapy, 61(2), 95-101

Fidler, G., & Fidler, J. (1978). Doing and becoming: purposeful action and self actualization. American Journal of Occupational Therapy, 32(5), 305-310

Fine, S. (1991). Resilience and human adaptability: who rises above adversity? 1990 Eleanor Clark Slagle Lecture. American Journal of Occupational Therapy, 45, 493-503

Fischbach, G.D. (1992). Mind and brain. Scientific American, 267(3), 24-33

Fisher, A. Murray, E. & Bundy, A. (1991). Sensory integration: theory and practice. Philadelphia: F.A. Davis Company

Forbes, S.B. (1994). Hope: an essential human need in the elderly. Journal of Gerontological Nursing, 20(6), 5-10

Frankl, V. (1959). Man's search for meaning. Boston: Beacon

Fromm, E. (1968). The revolution of hope. Towards a humanized technology. New York: Harper & Row

Guilfoyle, E.M., Grady, A., Moore, J.C. (1981). Children adapt. Thorofare, NJ: Charles B. Slack

Hagedorn, R. (1992). Occupational therapy: foundations for practice. London: Churchill Livingstone

Heard, C. (1977). Occupational role acquisition: A perspective on the chronically disabled. American Journal of Occupational Therapy, 31(4), 243-247

Hopkins, H. (1993). Philosophical base of occupational therapy. In H.L. Hopkins, H.D. Smith (Eds.), Willard and Spackman's occupational therapy (8th ed.) (pp. 58-59). Philadelphia: J.B. Lippincott

Hubbard, S. (1991). Towards a truly holistic approach to occupational therapy. British Journal of Occupational Therapy, 54(11), 415-419

Jackoway, I.S., Rogers, J.C., & Snow, T. (1987). The Role Change Assessment: An interview tool for evaluating older adults. Occupational Therapy in Mental Health, 1,17-37

Jackson, J.A. (1972). Role. Cambridge: Cambridge University Press

Jenkins, M. (1993). So we think we are unique ... British Journal of Occupational Therapy, 56(1), 1

Kielhofner, G. (Ed.) (1985). A model of human occupation: Theory and application. Baltimore: Williams & Wilkins.

Kielhofner, G. (1995). A model of human occupation: Theory and application (2nd ed.). Baltimore: Williams & Wilkins.

Kielhofner, G., & Burke, J.P. (1985). Components and determinants of human occupation. In G. Kielhofner (Ed.), A model of human occupation: Theory and application. (pp.17-20) Baltimore: Williams & Wilkins

Kielhofner, G., Harlan, B., Bauer, D., & Maurer, P. (1986). The reliability of a historical interview with physically disabled respondents. American Journal of Occupational Therapy, 40(8), 551-556

Kelso, J.A.S., Mandell, A.J., & Schlesinger, M.E. (Eds.) (1989). Dynamic patterns in complex systems. Singapore, Republic of Singapore: World Scientific Publishing Co. Pty. Ltd.

King, L.J. (1978). 1978 Eleanor Clarke Slagle Lecture: Toward a science of adaptive responses. American Journal of Occupational Therapy, 32(7) 429-437

Krefting, L. (1985). The use of conceptual models in clinical practice. Canadian Journal of Occupational Therapy, 52(4), 175-178

Krefting, L., & Krefting, D. (1991). Cultural influences on performance. In C. Christiansen, & C. Baum (Eds.), Occupational therapy: overcoming human performance deficits. (pp. 101-122). Thorofare, NJ: Slack, Inc.

Kuhn, T. (1962). The structure of scientific revolutions. Chicago: University of Chicago Press

Leontjew, A.N. (1981). The problem of activity in psychology. In J.V. Wertsch (Ed.), The concept of activity in Soviet psychology. Armonk, NY: M.E. Sharpe, Inc.

Llorens, L. (1976). Application of a development theory for health and rehabilitation. Rockville, MD: American Occupational Therapy Association, Inc.

Llorens, L. (1984a).Theoretical conceptualizations in occupational therapy: 1960-1982. Occupational Therapy in Mental Health, 4(2), 1-14

Llorens, L. (1984b). Changing balance: environment and individual. American Journal of Occupational Therapy, 38(1), 29-34

Llorens, L. (1991). Performance tasks and roles throughout the life span. In C. Christiansen, & C. Baum (Eds.), Occupational therapy: overcoming human performance deficits. (pp 45-66). Thorofare, NJ: Slack, Inc.

Lyons, B.G. (1983). Purposeful versus human activity. American Journal of Occupational Therapy, 37(7), 493-495

Manstead, A.S.R., & Hewstone, M. (Eds.) (1995). The Blackwell encyclopedia of social psychology. Boston: Blackwell Reference

Marx, K. (1932/1977). Economic and philosophical manuscripts. In D. McLellan (Ed.), Karl Marx: Selected writings (pp. 75-111). Oxford: Oxford University Press

Matsutsuyu, J. (1971). Occupational behaviour – a perspective on work and play. American Journal of Occupational Therapy, 25, 291-294

Meyer, A. (1977). The philosophy of occupational therapy. American Journal of Occupational Therapy, 31(11), 639-642 (Original work published 1922)

Moorhead, L. (1969). The occupational history. American Journal of Occupational Therapy, 23, 329-334

Mosey, A.C. (1981). Occupational therapy: Configuration of a profession. New York: Ravens Press

Mosey, A.C. (1986). Psychosocial components of occupational therapy. New York: Ravens Press

Nelson, D. (1984). Children with autism and other pervasive disorders of development and behavior: Therapy through activities. Thorofare, NJ: Slack, Inc.

Nelson, D. (1988). Occupation: form and performance. American Journal of Occupational Therapy, 42(10), 633-641

Oakley, F., Kielhofner, G., Barris, R., & Reichler, R.K. (1986). The Role Checklist: Developing Empirical assessment of reliability. Occupational Therapy Journal of Research, 6, 157-170

Payton, O. (1979). Research: The validation of clinical practice. Philadelphia: F.A. Davis

Peat, D. (1994). Blackfoot physics: A journey into the native American universe. London: Fourth estate

Pedretti, L.W., & Pasquinelli, S. (1985). A frame of reference for occupational therapy in physical dysfunction. In L.W. Pedretti, & B. Zoltan (Eds.), Occupational therapy: Practice skills for physical dysfunction (2nd ed.) (pp.1-16). St. Louis: C.V. Mosby

Pedretti, L.W., & Pasquinelli, S. (1990). A frame of reference for occupational therapy in physical dysfunction. In L.W. Pedretti, & B. Zoltan (Eds.), Occupational therapy: Practice skills for physical dysfunction (3nd ed.) (pp.1-17). St. Louis: C.V. Mosby

Pelletier, K., & Herzing, D. (1988). Psychoneuroimmunology: toward a mindbody model. Advances, 59(10), 27-56

Popper, K. (1981). Part 1, In K. Popper, & J. Eccles, The self and its brain: an argument for interactionism. (pp. 3-211). Berlin: Springer International

Ranka, J., & Zhuo Dahong (1987). Occupational therapy: a ten-day course for doctors. Course presented at Sun Yat-Sen University of Medical Sciences, Guangzhou, PRC

Ranka, J., Henley, E., & Zhou, D. (1989). Occupational performance: a curriculum model for multipurpose rehabilitation workers. In Zhou Dahong (Ed.), Bachelor of Applied Science course proposal for Multipurpose Rehabilitation Workers. Sun Yat-Sen University of Medical Sciences, Guangzhou, PRC

Reed, K., & Sanderson, S.R. (1983). Concepts of occupational therapy (2nd ed). Baltimore: Williams & Wilkins

Reed, K. (1984). Models of practice in occupational therapy. Baltimore: Williams & Wilkins

Reed, K. (1993). The beginnings of occupational therapy. In H.L. Hopkins and H.D. Smith (Eds.), Willard and Spackman's occupational therapy (8th ed.) (pp 26-43). Philadelphia: J.B. Lippincott

Reilly, M. (Ed.) (1974). Play as exploratory learning. Beverly Hills, California: Sage

Reynolds, P. (1980). A primer in theory construction. Indianapolis: Bobbs-Merrill

Rogers, J. (1982). Order and disorder in medicine and occupational therapy. American Journal of Occupational Therapy, 36(3), 29-35

Romiszowski, A. (1984). Designing instructional systems. London: Kogan Page

de Rosario, L. (1994, July). Spirituality and health: listening to people with chronic disabilities and illness. Paper presented at the 18th Federal Conference and Inaugural Pacific Rim Conference of the Australian Association of Occupational Therapists. Hobart

Rowles, G.D. (1991). Beyond performance: Being in place as a component of occupational therapy. American Journal of Occupational Therapy, 45(3), 265-271

Sarbin, T.R., & Allen, V.L. (1968). Role theory. In G. Lindzey & E. Aaronson (Eds.), Handbook of social psychology (pp. 491-530). Reading, MA: Addison-Wesley

School of Occupational Therapy (1986). Stage IV review Bachelor of Applied Science (Occupational Therapy) course. (Available from author, The University of Sydney (C42), PO Box 170, Lidcombe, NSW Australia 2141)

School of Occupational Therapy (1992). Stage IV review Bachelor of Applied Science (Occupational Therapy) course. (Available from author, The University of Sydney (C42), PO Box 170, Lidcombe, NSW Australia 2141)

Schöner, G., & Kelso, J.A.S. (1988). Dynamic pattern generation in behavioral neural systems. Science, 239, 1513-1520

Seamon, D., & Nordin, C. (1981). Marketplace as place ballet: A Swedish example. Landscape, 24, 35-41

Söderbach, I., & Ekholm, J. (1993). Occupational therapy in brain damage rehabilitation. Critical Reviews in Physical & Rehabilitation Medicine, 5(4), 315-355

Spencer, J.C. (1987). Environmental assessment strategies. Topics in Geriatric Rehabilitation, 3(1), 35-41

Stelmach, G.E. (1982). Information processing framework for understanding human motor behaviour. In J.A. Scott Kelso (Ed.), Human motor behaviour: An introduction. (pp. 63-98). Hillsdale, New Jersey: Lawrence Erlbaum Assoc. Inc.

Thomas, E. (1966). Problems of disability from the perspective of role theory. Journal of Health and Human Behaviour, 1, 2-4

Townsed, E., Brintnell, S., & Staisey, N. (1990). Developing guidlines for client-centered occupational therapy practice. Canadian Journal of Occupational Therapy, 57(2), 69-76

Trombley, C.A., & Scott, D. (1989). Biomechanical approach: Evaluation. In C.A. Trombley (Ed.), Occupational therapy for physical dysfunction (3rd ed.) (pp. 184-286). Baltimore: Williams & Wilkins

Trueblood, E. (1951). The life we prize. Dublin:Prinit

Twible, R., & Henley, E. (1996). Operation India: community based rehabilitation workshop course notes. (Available from authors, School of Occupational Therapy, The University of Sydney (C42), PO Box 170, Lidcombe, NSW Australia 2141)

Urbanowski, R., & Vargo, J. (1994). Spirituality, daily practice and the occupational performance model. Canadian Journal of Occupational Therapy, 43, 51-52

Vause-Earland, T. (1991). Perceptions of role assessment tools in the physical disability setting. American Journal of Occupational Therapy, 45(1), 26-31

Versluys, H.P. (1980). The remediation of role disorders through focused group work. American Journal of Occupational Therapy, 34(9), 609-614

West, W.L. (1984). A reaffirmed philosophy and practice of occupational therapy for the 1980's. American Journal of Occupational Therapy, 38(1), 15-23

Yerxa, E.J. (1983). Research priorities. American Journal of Occupational Therapy, 37(10), 699

Anhang 1

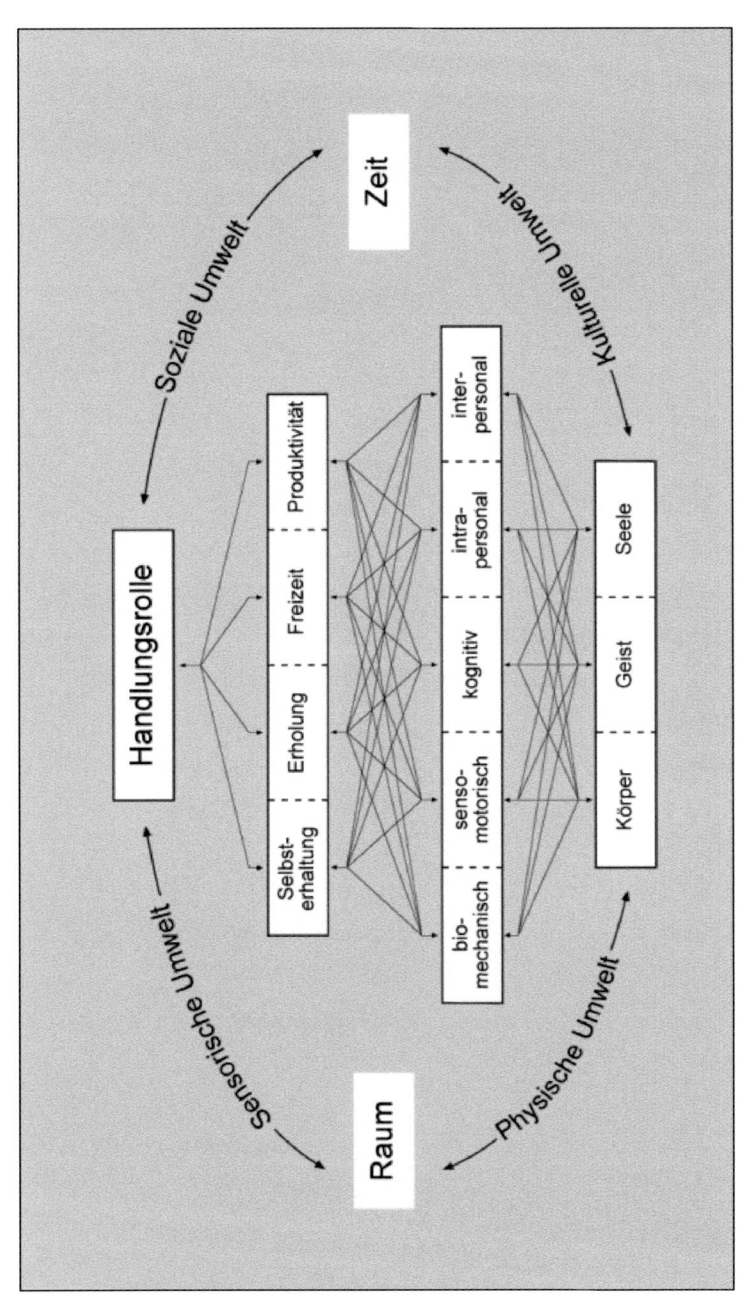

Modell der Handlungsperformanz

Chapparo & Ranka, 1997, S. 18 (Übersetzung Arbeitskreis Modelle und Theorien Wien)

Anhang 2

Übersetzungen

body	Körper
components of occupational performance	Komponenten der Handlungsperformanz
core elements of occupational performance	Kernelemente der Handlungsperformanz
environment	Umwelt
leisure	Freizeit
meaning	Sinn
mind	Geist
occupation	Handlung, Handeln
occupational behavior	Handlungsverhalten
occupational being	handelndes Wesen
occupational performance	Handlungsperformanz
occupational performance area	Bereich der Handlungsperformanz
occupational performance role	Handlungsrolle
occupational role	Handlungsrolle
performance	Performanz, Ausführung, Durchführung
place	Ort
productivity	Produktivität
rest	Erholung
rest occupation	Erholungshandlung
routine	Handlungsablauf
self-maintenance	Selbsterhaltung
space	Raum
spirit	Seele
sub-task	Handlungsteilschritte
task	Handlungsschritte
time	Zeit

Anhang 3
Definition von Fachausdrücken

Definition von Konstrukten, wie beschrieben in Chapparo, C., & Ranka, J. (1997). Occupational Performance Model (Australia)

Christine Chapparo, MA, DipOT, OTR, FAOTA, ist Senior Lecturer an der Schule für Ergotherapie an der University of Sydney

Judy Ranka, BSc, MA, OTR ist Lecturer an der Schule für Ergotherapie an der University of Sydney

Anmerkung: Einige Aspekte der Konstrukte und Annahmen, die in diesem Modell der Handlungsperformanz präsentiert werden, sind nicht neu, sondern reflektieren eine Synthese von Ideen über das Wesen des menschlichen Handelns aus der Literatur (CAOT, 1991; Christiansen, 1991; Meyer, 1922; Reed 1984). Andere Aspekte des Modells erweitern diese Konstrukte und Annahmen und bilden so eine neue Konfiguration der Handlungsperformanz, die sich von gegenwärtig existierenden Begriffen unterscheidet.

Handlungsperformanz: die Fähigkeit, Rollen, Handlungsabläufe, Handlungsschritte und Handlungsteilschritte wahrzunehmen, zu wollen, ins Gedächtnis zu rufen, zu planen und durchzuführen; zum Zweck der Selbsterhaltung, Produktivität, Freizeit und Erholung als Reaktion auf Anforderungen der internen und/oder externen Umwelt.

Handlungsrollen: sind Verhaltensmuster, die sich aus Anordnungen von Handlungen der Selbsterhaltung, Produktivität, Freizeit und Erholung zusammensetzen. Handlungsrollen werden durch individuelle Beziehungen zwischen Person, Umwelt und Performanz bestimmt. Sie werden durch Notwendigkeit und/oder Wahl festgesetzt und mit Alter, Fähigkeiten, Erfahrung, Umständen und Zeit modifiziert.

Bereiche der Handlungsperformanz: sind Kategorien von Handlungsabläufen, Handlungsschritten und Handlungsteilschritten, die von Menschen durchgeführt werden, um die Anforderungen von Handlungsrollen zu erfüllen. Diese Kategorien beinhalten Selbsterhaltungshandlungen, Produktivitäts- und Schulhandlungen, Freizeit/Spielhandlungen und Erholungshandlungen. Die Klassifizierung von Handlungen in diese Kategorien ist ein individueller Prozess.

Erholungshandlungen: sind das absichtsvolle Verfolgen einer Nicht-Aktivität. Das kann sowohl die Zeit, die dem Schlaf gewidmet ist, einschließen (Meyer, 1922/1977) als auch Handlungsabläufe, Handlungsschritte, Handlungsteilschritte und Rituale, die man unternimmt, um sich zu entspannen.

Selbsterhaltungshandlungen: sind Handlungsabläufe, Handlungsschritte und Handlungsteilschritte, die ausgeführt werden, um die Gesundheit und das Wohlbefinden einer Person in der Umwelt zu erhalten (Reed 1984, S. 499). Diese Handlungsabläufe, Handlungsschritte und Handlungsteilschritte können entweder als regelmäßige Handlungsabläufe (Anziehen, Essen) vorkommen oder als fallweise, nicht regelmäßige Handlungsschritte (Medizin einnehmen), die durch bestimmte Umstände erforderlich werden.

Produktivitäts-/Schulhandlungen: sind Handlungsabläufe, Handlungsschritte und Handlungsteilschritte, die es einer Person ermöglichen, durch die Produktion von Gütern oder die Bereitstellung von Dienstleistungen für sich, die Familie oder die Gemeinschaft zu sorgen (Reed 1984, S. 499).

Freizeit-/Spielhandlungen: sind solche Handlungsabläufe, Handlungsschritte und Handlungsteilschritte, die zum Zweck der Unterhaltung, der Kreativität und des Feierns durchgeführt werden.

Komponenten der Handlungsperformanz: stellen sowohl die Eigenschaften der Komponenten des Durchführenden als auch die Komponenten der Handlungsschritte dar.
Die physischen, sensomotorischen, kognitiven und psychosozialen Dimensionen spiegeln einerseits und fordern andererseits die verschiedenen physischen, sensomotorischen, kognitiven und psychosozialen Fähigkeiten einer Person, die für eine Handlung benötigt werden.
Diese Komponenten der Handlungsperformanz werden als biomechanische Komponenten, sensomotorische Komponenten, kognitive Komponenten, intrapersonale Komponenten und interpersonale Komponenten klassifiziert.

Biomechanische Komponente:
Aus der Perspektive des Handelnden bezieht sich diese Komponente auf die Wirkungsweise von und Interaktion zwischen physischen Strukturen des Körpers während der Handlungsperformanz. Dies kann Bewegungsausmaß, Muskelkraft, Greifen, muskuläre und kardiovaskuläre Ausdauer, Kreislauf oder Ausscheidungsfunktionen beinhalten.
Aus der Perspektive der durchgeführten Handlung bezieht sich diese Komponente auf biomechanische Eigenschaften wie Größe, Gewicht, Dimension und Lokalisation von Objekten.

Sensomotorische Komponente:
Aus der Perspektive des Handelnden bezieht sich diese Komponente auf die Wirkungsweise von und Interaktion zwischen sensorischem Input und motorischer Reaktion des Körpers während der Handlungsperformanz. Das kann die Regulation der Muskelaktivität, das Hervorbringen von angepassten motorischen Reaktionen, das Registrieren von sensorischen Reizen und die Koordination beinhalten. Aus der Perspektive der Handlung bezieht sich diese Komponente auf die sensorischen Aspekte wie Schwerkraft, Farbe, Material, Temperatur, Gewicht, Bewegung, Geräusche, Geruch und Geschmack.

Kognitive Komponente:
Aus der Perspektive des Handelnden bezieht sich diese Komponente auf die Wirkungsweise von und Interaktion zwischen mentalen Prozessen, die während der Handlungsperformanz gebraucht werden. Das kann Denken, Wahrnehmen, Erkennen, Erinnern, Urteilen, Lernen, Wissen, Aufmerksamsein und Problemlösen beinhalten. Aus der Perspektive der Handlung bezieht sich diese Komponente auf die kognitiven Dimensionen. Diese werden üblicherweise durch die symbolische und operationale Komplexität der Handlungsschritte bestimmt.

Intrapersonale Komponente:
Aus der Perspektive des Handelnden bezieht sich diese Komponente auf die Wirkungsweise von und Interaktion zwischen internen psychischen Prozessen, die während der Handlungsperformanz gebraucht werden. Das kann beinhalten: Emotion, Selbstwert, Stimmung, Affekt, Rationalität oder Abwehrmechanismen. Aus der Perspektive der Handlung bezieht sich diese Komponente auf intrapersonale Eigenschaften, die durch die Handlung stimuliert werden können und für die effektive Handlungsperformanz notwendig sind, wie Wertschätzung, Befriedigung und Motivation.

Interpersonale Komponente:
Aus der Perspektive des Handelnden bezieht sich diese Komponente auf andauernde und sich verändernde Interaktionen zwischen einer Person und anderen während der Handlungsperformanz, die zur Entwicklung des Individuums als einem Teil an der Gemeinschaft beiträgt. Dies kann die Interaktion zwischen Individuen in Beziehungen wie Partnerschaften, Familien, Gemeinschaften und Organisationen (sowohl formell als auch informell) beinhalten. Beispiele für Interaktion sind Teilen, Kooperation, Empathie, verbale und nonverbale Kommunikation. Aus der Perspektive der Handlung bezieht sich diese Komponente auf die Art und das Ausmaß von interpersonaler Interaktion, welche für die effektive Performanz notwendig ist.

Kernelemente der Handlungsperformanz: sind Körper, Geist und Seele. Das Occupational Performance Model (Australia) erkennt an, dass diese drei Kernelemente der menschlichen Existenz gemeinsam den menschlichen Körper, das menschliche Gehirn, den menschlichen Verstand, das menschliche Bewusstsein seiner selbst und die menschliche Kenntnis des Universums (Popper, 1981) formen.

Das Element *Körper* ist definiert als alle greifbaren physischen Elemente der menschlichen Struktur.

Das Element *Geist* ist als der Kern unseres bewussten und unbewussten Intellektes definiert, welcher die Basis für unsere Fähigkeit des Verstehens und Begründens bildet.

Das Element *Seele* wird hier frei definiert als der Aspekt des Menschen, der ein Gefühl von Harmonie in sich selbst und zwischen Selbst, Natur, anderen und in manchen Fällen dem höchsten Anderen sucht; er sucht ein existierendes „Mysterium" des Lebens; er sucht innere Überzeugung, Hoffnung und Sinn.

Externe Umwelt: ist ein interaktives sensorisch-physisch-soziokulturelles Phänomen, innerhalb dessen die Handlungsperformanz stattfindet. Die Interaktion dieser vier Dimensionen schafft weitere Sub-Dimensionen wie politische und ökonomische Umwelten, welche die Handlungsperformanz weitreichend beeinflussen. Die Umwelt der Handlungsperformanz formt das Wesen der Handlungsperformanz und wird durch diese auch modifiziert.

Physische Umwelt: bezieht sich auf die natürlichen und konstruierten Umwelten einer Person, welche die physischen Grenzen bilden und zur Gestaltung von Verhalten beitragen.

Sensorische Umwelt: bezieht sich auf die sensorischen Umwelten einer Person. Sensorische Aspekte der Umwelt geben einer Person Information über die physisch-sozial-kulturellen Aspekte dieser Umwelt und der Überlebensmöglichkeiten in ihr.

Kulturelle Umwelt: bezieht sich auf eine organisierte Struktur, die sich aus Wertsystemen, Glauben, Idealen und Bräuchen zusammensetzt, die zu den Verhaltensgrenzen einer Person oder einer Gruppe von Personen beitragen.

Soziale Umwelt: bezieht sich auf eine organisierte Struktur, die durch die Beziehungsmuster zwischen Menschen geschaffen wird, die innerhalb einer Gruppe

wirken, welche wiederum dazu beiträgt, Verhaltensgrenzen zu bestimmen.
Raum: bezieht sich sowohl auf Zusammensetzungen von physischer Materie (Physischer Raum) als auch auf die persönliche Sicht von Erfahrungen von Raum (Empfundener Raum).

Zeit: bezieht sich sowohl auf die zeitliche Ordnung von physikalischen und anderen Ereignissen (Physikalische Zeit) als auch auf das persönliche Verständnis von Zeit, das auf der Bedeutung, die ihr zugeschrieben wird, beruht (Empfundene Zeit).

Referenzen

Canadian Association of Occupational Therapy (1991): Occupational therapy guidelines for client-centered practice. (Available from CAOT, 110 Eglinton Ave West, 3rd floor, Toronto, Ontario, Canada M4R 1A3)[1]

Chapparo, C. & Ranka, J. (1996): Occupational performance model (Australia) Draft Manuscript (Available from authors, School of Occupational Therapy, The University of Sydney, PO Box 170, Lidcombe, NSW. Australia 2141)

Christiansen, C. (1991): Occupational therapy: intervention for life performance. In C. Christiansen & C. Baum (Eds.), Occupational therapy: Overcoming human performance deficits (SS. 3-44). Thorofare NJ: Slack. Inc.

Meyer, A. (1922): The philosophy of occupational therapy. New York: Raven Press

Popper, K. (1981): Part 1 in K. Popper & J. Eccles, The self and its brain: an argument for interactionism. (pp. 3-211). Berlin: Springer International

Reed, K. (1984): Models of practice in occupational therapy. Baltimore: Williams & Wilkins

---

1   Anmerkung der Übersetzer: Neue Adresse des CAOT: Carleton Technology & Training Ctr., 1125 Colonel By Drive, Suite 3400, Ottawa ON K1S 5R1

Anna Jurkowitsch ist Dipl. Ergotherapeutin, Master of Health Science (OT), Ergotherapeutin im Royal North Shore Hospital, Sydney, Australien

Teil 2   Praxisbeispiele

Anna Jurkowitsch

Occupational Performance Model (Australia): Strukturierung der Ergotherapie in einem Akut-Spital

Einleitung

Ergotherapeutinnen, die in einem Akutbereich arbeiten, haben vielseitige Tätigkeitsbereiche. Durch ihre Analyse des Einflusses von perzeptiven, kognitiven und motorischen Defiziten auf die funktionellen Fähigkeiten der Patienten leisten sie einen Beitrag zur Befundung und tragen somit zur Entscheidung bei, wohin der Patient entlassen werden soll, wie z.b.: ambulante / stationäre Rehabilitation oder nach Hause mit / ohne Unterstützung durch diverse Soziale Dienste in der Gemeinde. Im Falle einer Entlassung nach Hause obliegt der Ergotherapeutin die Entscheidung, ob Patienten sicher und selbstständig ihrem Alltag nachgehen können. Die Frührehabilitation , die Versorgung mit und Anpassung von Hilfsmitteln sowie die Herstellung von Schienen sind weitere Aufgabenbereiche der Arbeit im akuten Setting. In Bezug auf die Mobilität / Fortbewegung eines Patienten beurteilt die Ergotherapeutin ebenso, ob ein Patient fähig ist, ein Auto zu steuern (Scheepers et al., 1999).
Für andere medizinische und medizinisch-technische Berufe[1] erscheinen diese Teilaufgaben manchmal sehr zersplittert und nicht organisiert.

Um mein therapeutisches Arbeiten in Sydney zu strukturieren, war es eine große Hilfe, die Aspekte meiner Tätigkeit in einem wissenschaftlich fundierten Modell zusammenzufassen und zu präsentieren. Auch für die Supervision von StudentInnen und für die Zusammenarbeit mit anderen Teammitgliedern kann ein Modell eine wertvolle Grundlage darstellen.

---

1   In Österreich zählen lt. BGBl.Nr. 460/1992 folgende sieben Berufe zu den Gehobenen medizinisch-technischen Diensten: der physiotherapeutische Dienst; der medizinisch-technische Laboratoriumsdienst; der radiologisch-technische Dienst; der Diätdienst und ernährungsmedizinische Beratungsdienst; der ergotherapeutische Dienst, der logopädisch-phoniatrisch-audiologische Dienst; der orthoptische Dienst.

Für diesen Zweck wählte ich das Occupational Performance Model (Australia) (Chapparo & Ranka 1997), in das ich zum ersten Mal während meiner Ausbildung in Wien Einblick erhielt und das ich dann während meines Studiums an der University of Sydney vertieft kennen lernte.

Dieser Artikel hat das Ziel, meine Arbeit auf einer akut neurochirurgischen Abteilung anhand des Occupational Performance Models (OPM) zu beschreiben. Dazu werde ich die Verwendung des OPM im Befundungs- und Therapieprozess mittels eines Fallbeispieles darlegen.

Vorstellung der Patientin

Frau B., 37 Jahre alt, wurde auf der neurochirurgischen Abteilung des Krankenhauses mit sich in wenigen Tagen verstärkenden Kopfschmerzen und sensorischen Veränderungen in der linken Körperhälfte, vor allem der oberen Extremität, aufgenommen. MRI und CT bestätigten die durch neurologische Befundaufnahme vermutete Diagnose eines rechtsseitigen temporo-parietalen Gehirntumors. Nach der neurochirurgischen Exzision des Fremdgewebes wurde sie der Ergotherapie zugewiesen. Die medizinische Diagnose lautete wie folgt: linksseitige schlaffe Hemiparese mit beeinträchtigter diskriminatorischer, aber intakter protektiver Sensibilität post Exzision eines fronto-parietalen Astrozytoms zweiten Grades.

Befundaufnahme und Therapie

Ziel der ergotherapeutischen Befundaufnahme ist es, ein detailliertes Bild der momentanen Handlungsperformanz der Patientin zu bekommen.

Abbildung 1 zeigt die grafische Darstellung der Handlungsperformanz mit all ihren Konstrukten, wie sie im Australischen Modell gesehen wird (externe Umwelt grau dargestellt, interne Umwelt weiß dargestellt).

Handlungsperformanz wird im OPM wie folgt definiert: „Handlungsperformanz ist die Fähigkeit, Rollen, Handlungsabläufe, Handlungsschritte und Handlungsteilschritte wahrzunehmen, zu wollen, ins Gedächtnis zu rufen, zu planen und durchzuführen; zum Zweck der Selbsterhaltung, Produktivität, Freizeit und Erholung als Reaktion auf Anforderungen der internen und/oder externen Umwelt." Im Laufe der Befundaufnahme werde ich nun die einzelnen Konstrukte der Handlungsperformanz analysieren, identifizieren und beschreiben.

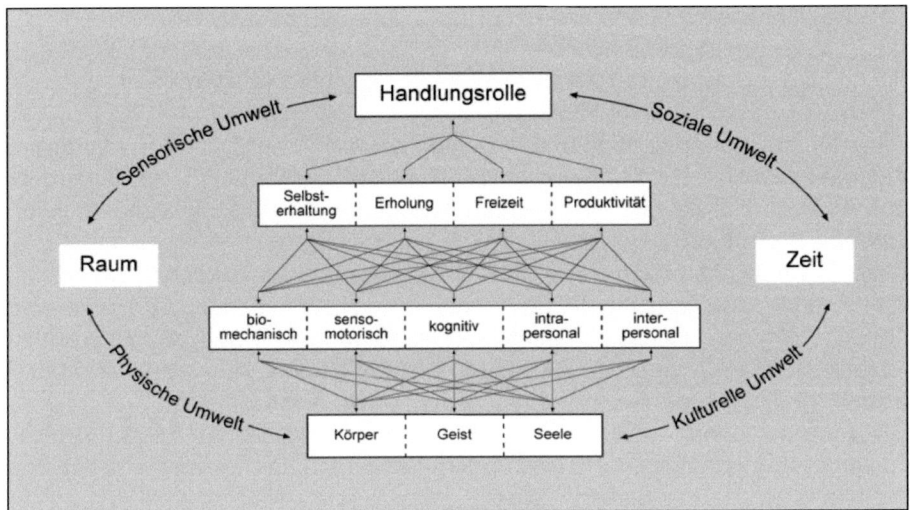

Abb.1: Grafische Darstellung des OPM-Australia

Erstgespräch – Handlungsrollen, externe Umwelt, Kernelemente
Am Anfang meines Befundaufnahmeprozesses stand das **Erstgespräch**. Ziel desselben war es, die Handlungsrollen sowie die externe Umwelt der Patientin zu identifizieren.
Die externe Umwelt ist laut Chapparo und Ranka (1997) *„ein interaktives sensorisch-physisch-sozio-kulturelles Phänomen, innerhalb dessen die Handlungsperformanz stattfindet"*. In meiner Befundung konzentrierte ich mich auf die sozialen und physischen Aspekte der externen Umwelt:
Frau B. ist Mutter von zwei Kindern, einem Sohn und einer Tochter. Als ich Frau B. kennen lerne, ist ihre Tochter 7 Jahre und ihr Sohn 13 Monate alt. Sie lebt mit ihrem Lebenspartner Herrn G., der von Beruf Lastkraftfahrer ist, und einer Untermieterin zusammen. Sie selbst hat eine Schwester, die wie ihre Eltern in Sydney lebt. Sie beschreibt den Kontakt zu ihrer Familie als gut, aber nicht sehr eng.
Frau B. hat einen recht großen Freundeskreis, ihre sozialen Aktivitäten spielen sich aber hauptsächlich rund um ihre Kinder und deren Tagesablauf (Schule und Kindergarten) ab. In ihrer spärlichen Freizeit trifft sie sich mit Freundinnen auf einen Kaffee oder liest ein gutes Buch.
Frau B. arbeitet als Sekretärin Teilzeit für das Department of Fair Trading.

Sie wohnt mit ihrer Familie in einem Einfamilienhaus. Der Zugang zum Haus ist über eine Treppe mit drei Stufen von der Straße möglich sowie über eine Stufe, die aus dem Garten in das Haus führt. Beide Treppen haben kein Geländer. Im Haus hat sie ebenen Zugang zu allen Räumen. Sie hat ein großes Badezimmer, das mit einer Badewanne sowie mit einer Dusche ausgestattet ist. Sie beschreibt die Dusche als mittelgroß mit Glastüren. Sie hat einen extra Raum, der als Waschküche eingerichtet ist. Die Kleiderspinne befindet sich im Garten.

Diese Informationen der Patientin ermöglichen es mir, Ansprüche zu identifizieren, die durch die externe Umwelt an die Handlungsperformanz gestellt werden. Somit kann ich feststellen, in welchem Ausmaß die Umwelt die Handlungsperformanz beeinflusst.
Ebenso ermöglicht mir die Analyse der Möglichkeiten und Notwendigkeiten eine zielführende Modifizierung der physischen Umwelt. Frau B. muss, um sicher und selbstständig nach Hause entlassen werden zu können, Stufen steigen können – wenn möglich ohne die Unterstützung eines Geländers. Aber eventuell bedarf es der Installation von Geländern an der Vorderfront des Hauses.
Ich muss in meiner weiteren Befundung analysieren, ob die Patientin ohne Geländer und Hilfsmittel ADL-Leistungen ausführen kann, wenn nicht, müssen diese in ihrem Haus installiert werden.
Die Informationen über ihr soziales Umfeld geben mir ein Bild über die mögliche Unterstützung, die Frau B. von Freunden und Familienmitgliedern erhalten kann. Dies kann wichtig sein, wenn der Bedarf an Hilfsdiensten der Gemeinde festgestellt werden muss. Ihre Familie und ihr Freundeskreis können somit potenziell zur Modifikation der Handlungsperformanz herangezogen werden.

Tabelle 1 zeigt die Zusammenfassung der therapeutischen Maßnahmen, die sich aus der Analyse der externen Umwelt ergeben.

Therapie / Aktion

- Physiotherapeutin über die Notwendigkeit des Erlernens des Stiegensteigens ohne Verwendung von Geländer als Voraussetzung zur Entlassung informieren
- Befundung und Training des sicheren Transfers auf WC und Duschstuhl
- Zusammenarbeit mit dem Sozialarbeiter in Bezug auf die Notwendigkeit der Unterstützung in diversen funktionellen Tätigkeiten durch das soziale Umfeld

Tab. 1: Therapeutische Maßnahmen, die sich aus der Analyse der externen Umwelt ergeben.

In unserem weiteren Gespräch geht es nun um Frau B.'s Handlungsrollen. Handlungsrollen sind im OPM definiert als: *„Muster von Handlungsverhalten, die sich aus Konfigurationen von Selbsterhaltungs-, Produktivitäts-, Freizeit- und Erholungshandlungen zusammensetzen. Handlungsrollen werden durch individuelle Beziehungen zwischen Person, Umwelt und Performanz bestimmt. Sie werden durch Notwendigkeit und / oder Wahl festgesetzt und mit Alter, Fähigkeiten, Erfahrung, Umständen und Zeit modifiziert."*

Ich bitte Frau B., mir einen (vor ihrem Spitalaufenthalt) typischen Tag von ihr zu beschreiben:
Sie erzählt mir, dass ihr Tag sich hauptsächlich um ihre Arbeit als Sekretärin und ihre Kinder organisiert hat. In der Frühe weckt sie die Kinder und macht sie für die Schule respektive das Tageszentrum fertig, dann fährt sie in die Arbeit. Auf dem Heimweg erledigt sie ihre Einkäufe.
Herr G., ihr Lebenspartner, holt die Kinder von Hort und Tageszentrum ab, während Frau B. kocht. Nach dem gemeinsamen Abendessen werden die Kinder zu Bett gebracht. Die verbleibende Zeit nutzt sie dann zum Aufräumen, Wäschewaschen, Fernsehen, Lesen oder Entspannen.

Frau B. beschreibt hier mehrere Rollen, die sie innehat und die ihren Tagesablauf bestimmen: Sie ist Mutter, Hausfrau, Sekretärin und Partnerin. Durch die Diagnose und den Spitalaufenthalt sind nun auch noch sehr plötzlich neue Rollen dazugekommen: Sie ist Krebserkrankte, Körperbehinderte und Patientin.
Während sie ihren „früheren" Tagesablauf beschreibt, äußert sie Bedenken, wie sie mit ihrer Halbseitenlähmung in der Lage sein wird, ihre Kinder zu unterstützen: beim Anziehen, Windelwechseln, Schieben des Kinderwagens etc. Das häufige Wiederholen dieser Besorgnis lässt mich folgern, dass diese Tätigkeiten einen hohen Stellenwert für Frau B. haben. Sie bestätigt mir dies dann auch selbst. Sie ist zu Beginn der Therapie mehr daran interessiert, die Fähigkeit, ihre Kinder zu versorgen, zu bessern als ihre Fähigkeit, sich selbst zu versorgen.

Im OPM werden drei Aspekte der Handlungsrollen beschrieben:
Wissen – Tun – Sein
■ *Wissen* bezieht sich auf das intuitive, kognitive Verständnis für gewollte oder erwartete Handlungsrollen
■ *Tun* ist definiert als die physische Aktion
■ *Sein* wiederum ist die *„Erfüllung oder Zufriedenheit in Handlungsrollen"*

Während Frau B. ein umfangreiches *Wissen* um ihre Aufgaben in Bezug auf ihre „alten" Rollen hat, sind ihre neuen Rollen mit vielem verbunden, das ungewohnt und beängstigend ist. Ihre Rolle als Patientin zwingt sie, sich verschiedenen Therapien zu unterziehen und sich der Betreuung der Ärzte, Krankenschwestern und

Therapeuten zu überlassen. Anziehtechniken und Bewegungsabläufe müssen erlernt werden.

Ihr *Tun* ist beeinträchtigt, da ihre physischen Einschränkungen es unmöglich machen, Handlungen in gewohnter Weise auszuführen. Sie muss lernen, sich und ihre Kinder mit einer Hand anzuziehen.

Die Rolle der Mutter gibt Frau B. ein Gefühl der Erfüllung. Nicht mehr in der Lage zu sein, diese Rolle wie gewohnt wahrzunehmen, reduziert ihre Zufriedenheit erheblich – ihr Mutter-*Sein* ist betroffen.

Tabelle 2 zeigt die therapeutischen Maßnahmen, die sich aus der Identifizierung der Handlungsrollen ergeben.

Therapie / Aktion

- Fokus des Trainings auf Handlungsrollen, die der Patientin wichtig sind (Versorgung der Kinder, selbstständige Hygiene)
- Gespräch mit Angehörigen, um deren Ansprüche an und Fähigkeiten für Frau B.'s Handlungsrollen zu klären

Tab. 2: Therapeutische Maßnahmen, die sich aus der Analyse der Handlungsrollen ergeben.

Analyse des Erstgespräches

Das Erstgespräch ermöglicht es mir, Frau B.'s Handlungsrollen zu identifizieren. Ich kann verstehen, welche Rollen Frau B. notwendigerweise auszuführen hat. Sie hat die Rollen der Mutter, Partnerin, Schwester, Sekretärin sowie die neuen Rollen einer Patientin und Krebserkrankten inne. Sie hat ein intuitives *Wissen* über ihre „alten" Rollen, weiß diese aber noch nicht in Hinblick auf ihre neue Lebenssituation zu modifizieren. Ihr *Tun* ist durch ihre Hemiparese deutlich beeinträchtigt. Ihr *Sein* in den Handlungsrollen ist durch die Defizite in der physischen Ausführung beeinträchtigt.

Ich kann feststellen, dass die von der Patientin und ihrer Umwelt gewählten Rollen angemessen dargestellt werden. Dies ist in der Neurochirurgie oft ein potenzielles Problem, da manche Patienten aufgrund von durch Tumor etc. hervorgerufenen Persönlichkeitsveränderungen ihre Handlungsrollen nicht adäquat wählen oder darstellen können.

Ich habe ein gutes Bild von der sozialen sowie physischen Umwelt der Patientin erhalten. Ich weiß nun, dass ich die soziale und physische Umwelt sowie die Entwicklung der Patientin weiterhin beobachten muss, denn entsprechend ihrer Entwicklung zum Beispiel in Hinblick auf Mobilität können Treppen vor ihrem Haus ein potenzielles Problem darstellen.

Die Aktivitäten, die Frau B. im Laufe des Tages erledigt, können gemäß dem OPM in vier Bereiche der Handlungsperformanz eingeordnet werden. Bereiche der Handlungsperformanz sind „Kategorien von Handlungsabläufen, Handlungsschritten und Handlungsteilschritten, die von Menschen durchgeführt *werden, um die Anforderungen von Handlungsrollen zu erfüllen. Diese Kategorien beinhalten Handlungen der Selbsterhaltung, Produktivitäts- und Schulhandlungen, Freizeit/Spielhandlungen und Erholungshandlungen. Die Klassifizierung von Handlungen in diese Kategorien ist ein individueller Prozess."*

Ich habe die Zuordnung zu den einzelnen Bereichen aus Zeitdruck selbst vorgenommen, bin mir aber bewusst, dass in einer idealen Analyse im Sinne eines klientenzentrierten Ansatzes die Patientin die Zuordnung selbst vornehmen sollte. Dem Bereich der **Selbsterhaltung** ordne ich folgende von der Patientin beschriebene Handlungsabläufe zu: persönliche Hygiene, Essen und Anziehen (selbst und Kinder). Durch die neu erhaltene Rolle der Patientin/Krebserkrankten kommen die Handlungsabläufe Medikamenteneinnahme und Strahlentherapie dazu.
Produktivität: Planung des Krankenstandes, da Arbeiten für längere Zeit nicht mehr in Frage kommt, Führen des Haushalts und Versorgung der Kinder
Freizeit: Lesen, Fernsehen
Erholung: Schlaf, Fernsehen

Als ich Frau B. nach ihrer Entlassung zur Schienenkontrolle wieder treffe, beschreibt sie mir, wie sehr sich ihr Tagesablauf durch die Strahlentherapie und die Umstellung in der Durchführung von Alltagsaktivitäten (einhändig!) verändert hat. Manche Bereiche bekommen mehr Gewichtung, während sie andere aus organisatorischen oder physischen Gründen abgeben muss. So bringt nun zum Beispiel ihre Schwester ihre Tochter in die Schule, da sie nicht in der Lage ist, Auto zu fahren. Sie selbst bringt ihren Sohn zu Fuß ins nahe gelegene Tageszentrum. Frau B. beschreibt, dass diese Umschichtung in den Wertigkeiten der Bereiche der Handlungsrollen eine große Umstellung für sie darstellt.

Die Möglichkeit, bestimmte Rollen ausführen zu können und sie in einer Weise ausführen zu können, die einem zusagt, trägt wesentlich zu dem weiter oben erwähnten Gefühl des „Seins" bei. Dieses positive Gefühl der Zufriedenheit, des Sinns und/oder der Harmonie in der Ausführung verschiedenster Tätigkeiten wird im OPM im Kernelement der SEELE beschrieben.
Das Kernelement Seele wird definiert als „der Aspekt des Menschen, der ein Gefühl von *Harmonie* in sich selbst und zwischen Selbst, Natur, anderen und in manchen Fällen dem höchsten Anderen sucht; er *sucht* ein *existierendes* „*Mysterium*" des Lebens; er sucht *innere Überzeugung, Hoffnung und Sinn.*"

Ausgewogenheit in den Bereichen der Handlungsperformanz kann so ein Gefühl der Zufriedenheit, des Sinns und/oder der Harmonie erzeugen und trägt somit wesentlich zum **Aufbau** des Kernelements Seele bei. Eine plötzliche, erzwungene Veränderung in den Bereichen der Handlungsperformanz zerstört dieses Gefühl der Ausgewogenheit und hat somit Einfluss auf die Seele des Menschen. Frau B.'s Beschreibung der Umstellung in den Bereichen der Handlungsperformanz beschreibt eine Veränderung im Kernelement der Seele.

Tabelle 3 zeigt die therapeutischen Maßnahmen, die sich aus der Identifizierung der Kernelemente ergeben.

Therapie / Aktion

■ In Bezug auf die Aufgaben einer Egotherapeutin kann das Besprechen solcher Veränderungen und möglicher Auswirkungen wesentlich zur Verbesserung der Handlungsperformanz unserer PatientInnen beitragen.

Tab.3: Therapeutische Maßnahmen, die sich aus der Analyse der Kernelemente ergeben.

Abbildung 2 stellt die im Erstgespräch analysierten Ebenen und die zusammengefassten Ergebnisse grafisch dar.

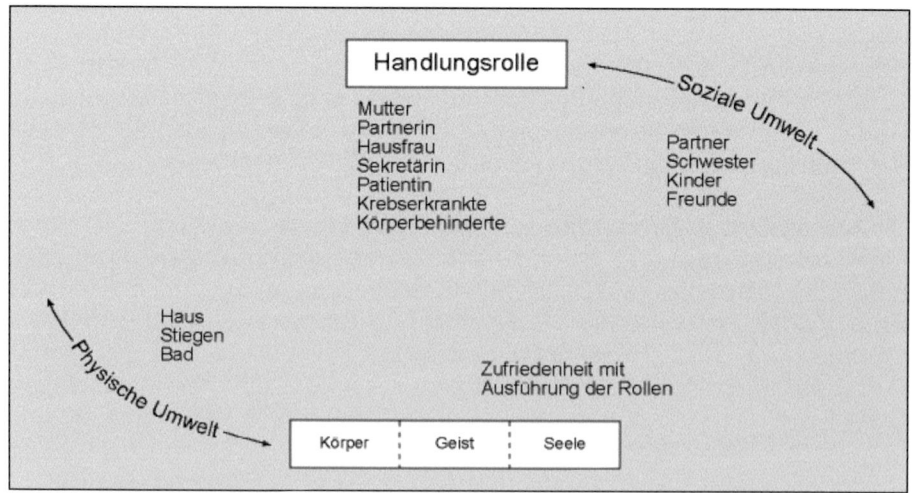

Abb. 2: Grafische Darstellung der Ergebnisse des Erstgesprächs im OPM (erstellt von Weigl 2001)

Sensomotorische Befundung – Komponenten der Handlungsperformanz
Wie aus der grafischen Darstellung des OPM (Abb.1) zu ersehen ist, beinhaltet die nächste Ebene die der Komponenten der Handlungsperformanz. Der nächste Schritt der Befundaufnahme beschäftigt sich mit der Analyse dieser Komponenten. Komponenten der Handlungsperformanz stellen gemäß Chapparo und Ranka (1997) *„sowohl die Eigenschaften der Komponenten des Durchführenden als auch die Komponenten der Handlungsschritte dar. […] Diese Komponenten der Handlungsperformanz werden als biomechanische Komponenten, sensomotorische Komponenten, kognitive Komponenten, intrapersonale Komponenten und interpersonale Komponenten klassifiziert."* Es ist wichtig darauf hinzuweisen, dass die Komponenten der Handlungsperformanz im akuten Setting aus der Perspektive des Handelnden analysiert werden. Im Bereich der Rehabilitation spielt aber natürlich die Analyse derselben aus der Perspektive der durchgeführten Handlung eine ebenso große Rolle.

Der nächste Schritt in der Befundung ist die Evaluierung der sensorischen und motorischen Defizite, welche die Patientin in ihrer linken oberen Extremität durch die Exzision des Tumors davongetragen hat.
Ich beginne mit der Identifizierung der **biomechanischen** Komponenten der Handlungsperformanz. Diese sind im OPM definiert als „Wirkungsweise von und Interaktion zwischen physischen Strukturen des Körpers während der Handlungsperformanz."
Frau B. hat eine schlaffe linksseitige Hemiparese, die ihre obere Extremität mehr betrifft als ihre untere Extremität. Ihre obere Extremität ist distal stärker betroffen als proximal. Sie hat einen erhöhten Flexorentonus, vor allem im M. biceps, M. supinator, M. flexor digitorum longus, M. pollicis longus und brevis sowie den Abduktor pollicis. Die rechte Hand ist Frau B.'s dominante Hand. Die Testung der Muskelkraft nach R. Lowet (Scheepers et al. 1999) ergibt folgende Werte: Schulter 4+/5, Ellbogen 4+/5, Handgelenk 3/5, Hand 2/5.
Frau B. kann einen groben Griff ausführen. Sie kann einen kleinen Plastikbecher halten, hat aber Schwierigkeiten beim Loslassen desselben. Durch ihren erhöhten Flexorentonus hat sie auch Schwierigkeiten, nach Gegenständen vor ihr und auf der Seite zu greifen. Frau B. benötigt moderate Unterstützung von einer Person beim Gehen und bei Transfers.

Sensomotorische Komponenten sind laut Chapparo & Ranka definiert als „Wirkungsweise von und Interaktion zwischen *sensorischem Input* und *motorischer Reaktion des Körpers während der Handlungsperformanz."*
Im Bereich der protektiven Sensibilität werden keine Defizite festgestellt. Im Bereich der diskriminatorischen Sensibilität zeigt sich ein minimales Defizit in der Zwei-Punkt Diskrimination. Aufgrund der Hemiparese ist Stereognosie zu Beginn der Therapie nicht testbar.

Kognitive Komponenten werden im OPM definiert als „Wirkungsweise von und Interaktion zwischen *mentalen Prozessen*, die während der Handlungsperformanz gebraucht werden."

Die Aufmerksamkeit der Patientin ist anfangs durch Schmerz sowie die emotionale Bewältigung der Situation durch die gestellte Diagnose und unsichere Prognose etwas eingeschränkt. Ihre Planungsfähigkeit, die zum Erlernen der Einhandtechniken wichtig ist, ist aber nicht beeinträchtigt.

Es ist zu erwarten, dass Aufmerksamkeit und Konzentration durch die Belastung der anstehenden Strahlentherapie eingeschränkt sein werden.

Chapparo & Ranka definieren **intrapersonale Komponenten** als „Wirkungsweise von und Interaktion zwischen *internen psychischen Prozessen*, die während der Handlung gebraucht werden." Zu diesen gehören Emotionen, Selbstwert, Abwehrmechanismen, Rationalität.

Frau B. hat während ihres Aufenthalts im Spital die gestellte Diagnose und Prognose zu verarbeiten und muss lernen, mit den erworbenen Beeinträchtigungen zurecht zu kommen. Da sich ihre Defizite im Laufe des Aufenthaltes ändern und sie fortlaufend aufklärende Informationen zu ihrer Diagnose, Therapie und Prognose bekommt, ist dies ein andauernder Prozess.

In Teamdiskussionen stellt sich dieser Aspekt als sehr wichtig für mich heraus, da ich erlebe, dass er im Konflikt mit Therapieplanung durch das Team steht. Das Team (Ärzte, Krankenschwestern, Physiotherapeuten, Logopädin, Sozialarbeiter, Diätassistentin und Ergotherapeut) berücksichtigt den Prozess der Verarbeitung von Frau B. nicht immer. Das hat zur Folge, dass das Team und die Patientin an verschiedenen Zielen arbeiten. Das führt zu Konflikten zwischen Patientin und Teammitgliedern sowie zwischen den einzelnen Teammitgliedern.

Interpersonale Komponenten werden im OPM (1996) als „fortlaufende und sich verändernde *Interaktion zwischen einer Person und anderen* während der Handlungsperformanz [...]" definiert. Sie beinhalten sowohl verbale als auch non-verbale Kommunikation, Kooperation und Empathie.

Frau B.'s Vorstellungen und Annahmen in Bezug auf Trauma und Krankheit beeinflussen ihr Kommunikationsverhalten. Im Krankenhaus ist Frau B. gezwungen, neue stationsspezifische Kommunikationsroutinen zu erlernen. Als Ergotherapeutin muss man sich dessen bewusst sein und die Patienten in Kommunikationsversuchen auf allen Ebenen unterstützen.

Tabelle 4 zeigt die therapeutischen Maßnahmen, die sich aus der Analyse der Handlungsperformanz ergeben.

Therapie / Aktion

- Greif- und Feinmotoriktraining
- Herstellung einer Ruhelagerungsschiene
- Information über Selbsthilfegruppen
- Unterstützung / Bestärkung, Gedanken und Ängste mit Familie und Freunden sowie auch im Gespräch mit der Ergotherapeutin zu diskutieren

Tab. 4: Therapeutische Maßnahmen, die sich durch die Analyse der Komponenten der Handlungsperformanz ergeben.

Befundung der funktionellen Fähigkeiten

Der nächste Schritt in meiner Befundung hat die Identifikation der Beeinträchtigung der funktionellen Handlungen durch die Defizite in den oben erwähnten Komponenten zum Ziel.

Folgende Tätigkeiten werden von mir und Frau B. zum Befunden ausgewählt: Anziehen, Schieben des Kinderwagens, Zubereiten eines Butterbrots.

Frau B. hat bei allen drei oben genannten Tätigkeiten Schwierigkeiten, ihre rechte Hand einzusetzen und die linke – hemiparetische – Hand adäquat zu positionieren. Sie benötigt verbale Instruktionen und minimale physische Unterstützung, um ihr T-Shirt anzuziehen und maximale Unterstützung, um sich die Schuhe zu binden. Sie hat weiterhin Schwierigkeiten in der Verwendung der Einhand-Kochutensilien und der Strukturierung der Butterbrotzubereitung.

Herr G. bringt den Kinderwagen ihres Sohnes ins Spital und wir stellen fest, dass Frau B. aufgrund der zweigeteilten Lenkstange ihren minimalen funktionellen Griff nicht einsetzen und somit die Hand nicht adäquat positionieren kann.

Tab. 5 zeigt die Therapiemaßnahmen, die sich aus der Analyse der Auswirkungen der Komponenten der Handlungsperformanz auf die funktionellen Fähigkeiten ergeben.

Therapie / Aktion

- Einhandtechniken
- Hilfsmittelversorgung (Einhand- Kochutensilien, elastische Schuhbänder)
- Einhänderknoten
- Adaptierung des Kinderwagens durch horizontale „Lenkstange"

Tab. 5: Therapiemaßnahmen, die sich durch die Analyse der Auswirkungen der Komponenten der Handlungsperformanz auf die funktionellen Fähigkeiten ergeben.

Abbildung 3 stellt die grafische Zusammenfassung der sensomotorischen Befundung im OPM dar.

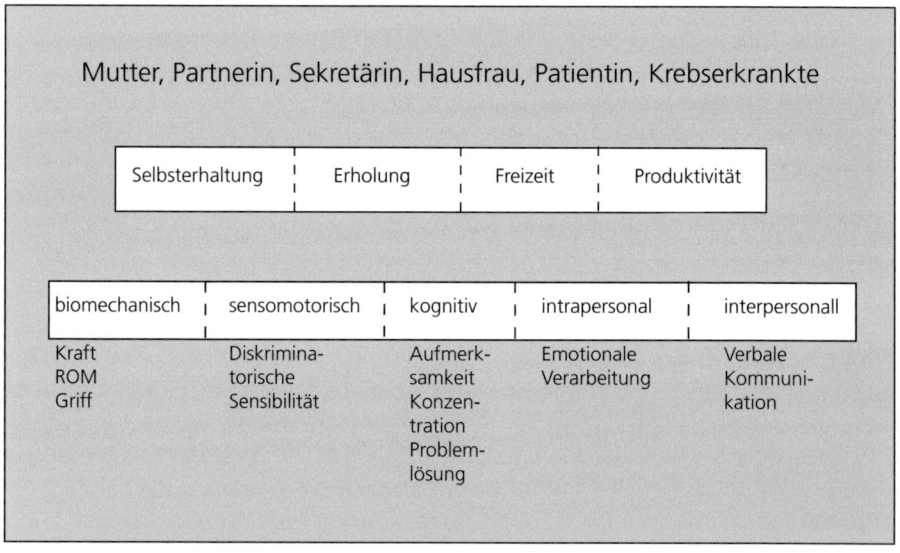

Abb. 3: Grafische Darstellung der Ergebnisse der sensomotorischen und funktionellen Befundung im OPM (erstellt von Weigl 2001)

Zusammenfassung

Das Ziel meiner ergotherapeutischen Befundaufnahme war die Analyse der Handlungsperformanz der Patientin. Die einzelnen Ebenen / Konzepte der Handlungsperformanz wurden in verschiedenen Teilen der Befundaufnahme und Therapie analysiert und dargestellt:
Im Erstgespräch identifizierte ich die externe Umwelt, Handlungsrollen und Kernelemente. Die Bereiche der Handlungsperformanz wurden angeschnitten.
In der sensomotorischen und funktionellen Befundung analysierte ich die Bereiche und Komponenten der Handlungsperformanz sowie die Kernelemente.
Jeder Schritt in der Befundung führte zu klaren Aktionen in der Therapie, welche wiederum im Rahmen des Modells erklärbar waren. Befundung und Therapiemaßnahmen wurden somit in einen zusammenhängenden ergotherapeutischen Rahmen gebracht.
Die Verwendung des OPM ermöglichte es mir auch, zu evaluieren, ob die Befundung vollständig war, das heißt, ob alle Konzepte der Handlungsperformanz analysiert wurden.
Das Modell hat mir in der Fachsupervision von StudentInnen sehr geholfen, da die Struktur der Informationssammlung und Analyse der gesammelten Information anhand des Modells leicht darzustellen war. Sogar wenn die Befundung eines Patienten sich über mehrere Tage erstreckt, ist der Zusammenhang immer noch klar erkennbar.
Meiner Meinung nach ermöglicht das Modell der Therapeutin, induktiv sowie deduktiv an die Befundung heranzugehen (von Komponenten zu Handlungsrollen oder umgekehrt). Das erlaubt die Verwendung des Modells durch verschiedene TherapeutInnen in verschiedenen Settings.
Das Modell erlaubt mir außerdem, mein Tun in einen ergotherapeutischen Rahmen (die Analyse der Handlungsperformanz in all ihren Ebenen) zu setzen und dies in einer fachspezifischen Sprache zu diskutieren.

Danksagung

Mein Dank gilt Maggy Blees für ihre konstruktive Kritik sowie Sheldon, Zen und Kathy für ihre Unterstützung bei der Ausarbeitung und Gestaltung des Artikels.

Referenzen

Chapparo, C. und Ranka, J. (1997) *Occupational Performance Model (Australia) Monograph 1.* Occupational performance network, Lidcombe.
Scheepers, C.; Steding-Albrecht, U.; Jehn, P. (Hrg.) (1999) *Ergotherapie – Vom Behandeln zum Handeln.* Georg Thieme Verlag, Stuttgart, New York.

Sylvia Wiesinger ist Diplom-Ergotherapeutin

Sylvia Wiesinger

Das Occupational Performance Model (Australia) in der Beruflichen Integration psychosozial beeinträchtigter Menschen

„Keine andere Technik der Lebensführung bindet den Einzelnen so fest an die Realität als die Betonung der Arbeit, die ihn wenigstens in ein Stück der Realität, die menschliche Gemeinschaft sicher einfügt. Die Möglichkeit, ein starkes Ausmaß libidinöser Komponenten, narzißtische, aggressive und selbst erotische, auf die Berufsarbeit und auf die mit ihr verknüpften menschlichen Beziehungen zu verschieben, leiht ihr einen Wert, der hinter ihrer Unerläßlichkeit zur Behauptung und Rechtfertigung der Existenz in der Gesellschaft nicht zurücksteht."

Sigmund Freud

Einleitung

Psychische Probleme führen in ihrer Vielfalt zu unterschiedlichen Ausprägungen von Arbeitsstörungen, die ihrerseits häufig den Verlust beruflicher Perspektiven mit entsprechenden Konsequenzen auf persönlicher und materieller Ebene zur Folge haben.

Im vorliegenden Beitrag soll die Anwendung des Occupational Performance Model (Australia) für ergotherapeutisches Clinical Reasoning[1] im Rahmen von Arbeitsdiagnostik und Interventionsplanung in der beruflichen Resozialisation psychosozial beeinträchtigter Menschen anhand einer konkreten Einzelfallstudie dargestellt werden.

Den institutionellen Hintergrund dafür bildet werk-design graz ost als Kleinbetrieb mit den Schwerpunkten Arbeitsrehabilitation, Perspektivenentwicklung und berufliche Integration für Menschen, deren arbeits- und berufsspezifische Entwicklung im Zusammenhang mit einer psychosozialen Problematik entsprechender Unterstützung bedarf. Im Vordergrund stehen hier arbeitsrelevante Kompetenzförderung in der konkreten Arbeitssituation, eine Orientierung hinsichtlich real möglicher beruflicher Zukunftsperspektiven, die entsprechende Planung und Anbahnung von Ausbildungswegen oder aber die Unterstützung von Bewerbungstätigkeit in Richtung der Integration am Arbeitsmarkt.

---

1 vgl. Hagedorn, 1999

Falldarstellung

Frau M. (30) nahm auf Empfehlung seitens eines Berufsfindungszentrums eigeninitiativ Kontakt zu werk-design graz ost auf und wurde im Rahmen des Erstkontakts persönlich vorstellig. Sie gab an, ihre Lehre als Köchin etwa zehn Jahre zuvor mit entsprechender Lehrabschlussprüfung beendet zu haben. Danach habe sie einige Arbeitsstellen als Küchen- und Haushaltshilfe bekleidet, die sie zumeist nach ein bis zwei Jahren aus eigenem Antrieb wieder verlassen hatte. Sie selbst begründete dies mit subjektiven Erlebnissen von Überforderung in der Arbeitssituation sowie wiederholten Problemen mit Kollegen und Vorgesetzten. Entsprechende Versuche, sich langfristig in einem Betrieb zu integrieren, blieben daher erfolglos. Während der letzten drei Jahre verkürzte sich die Dauer der Anstellungsverhältnisse auf einen Zeitraum von wenigen Wochen bis Monaten. Die Klientin war daher zumeist arbeitslos. Im Zuge einer vom Arbeitsmarktservice angeregten Maßnahme im angesprochenen Berufsfindungszentrum wurde deutlich, dass die von Frau M. angestrebte Integration in den Arbeitsmarkt wegen einer manisch-depressiven Reaktion aufgrund einer akut exogen bedingten Belastungssituation zum gegebenen Zeitpunkt nicht umzusetzen war.

Im Erstkontakt präsentierte sich Frau M. unsicher und zurückhaltend, sprach dementsprechend leise und mitunter unverständlich. Sie entschied sich umgehend für die Mitarbeit im Rahmen einer Probewoche[2], im Laufe derer sie sich sehr engagiert zeigte. Aufgrund notwendig gewordener Amtswege konnte sie den zweiten Probetag nicht wahrnehmen, worauf sie ihrerseits den Kontakt zu werk-design graz ost abbrach und diesen erst nach mehrmaliger Intervention wieder aufnahm, um die restlichen Probetage erfolgreich zu absolvieren. In Folge stieg Frau M. in den Betrieb ein und wurde auf ihren Wunsch und entsprechend ihrer subjektiven beruflichen Zielsetzung – einer Anstellung als Hilfsköchin bzw. Küchenhilfe am freien Arbeitsmarkt – primär im Bereich Küchenorganisation und Buffetarrangement eingesetzt.

Nach einer entsprechenden Einarbeitungszeit gehörten folgende berufsspezifische Handlungsabläufe zu ihren Aufgaben im täglichen Arbeitsalltag: die Erstellung eines wöchentlichen Menüplans, Kundenerfassung, Einkaufsplanung und Einkauf sowie die Zubereitung und das Anrichten bzw. Servieren eines jeweils zweigängigen Menüs. Dabei war auf entsprechende Originalität der Speisenfolge, ökonomischen Einkauf, Qualität und Effizienz der Zubereitung und ansprechende

---

2 Diese diente zum einen dem Kennenlernen des Betriebs – den unterschiedlichen Arbeitsbereichen der Tapezierung und Polstermöbelrestauration, Holzbearbeitung und Restaurierung von Kleinmöbeln, von Küchenorganisation und Buffetarrangement, Hausbesorgung, Raum- und Gartenpflege sowie EDV und Administration – zum anderen der arbeitsdiagnostischen Abklärung der grundsätzlichen Eignung sowie entsprechender Sinnhaftigkeit eines potenziellen Einstiegs bei werk-design graz ost.

optische Gestaltung der Speisen zu achten. Das Menü, welches jeweils von zwei Personen unter fachlicher Anleitung zubereitet wurde, war täglich um 12.30 Uhr fertig zu stellen. Nach der Mittagspause war der gesamte Arbeitsbereich zu reinigen. Abrechnungen des täglichen Einkaufs und Führen eines Küchenbuchs waren ebenso Teil der zu erledigenden Routinetätigkeiten wie die monatliche Abrechnung der Einkünfte über den Arbeitsbereich. Diese ergaben sich auch aus der Herstellung und Lieferung süßer bzw. pikanter Buffets auf Bestellung, die ebenso zur Angebotspalette des Betriebs zählen.

Frau M. ging mit großem Einsatz an die Arbeit heran, mit der sie sich sehr identifizierte, und versuchte, ihr Fachwissen einzubringen. In konkreten Arbeitssituationen fiel jedoch auf, dass sie oftmals Handlungsabläufe plötzlich und scheinbar unmotiviert unterbrach.

Frau M. tendierte dazu, in einer Art geschäftiger Betriebsamkeit Grenzen in verschiedener Weise zu überschreiten. Sie schien ihren Verantwortungsbereich in jeglicher Hinsicht auszudehnen, eigenmächtige Entscheidungen zu treffen, Arbeitsaufträge abzuändern oder ging Arbeitskolleginnen zur Hand, was zumeist subjektive Überforderung und Verlust ihrer eigenen Arbeitsstruktur zur Folge hatte.

Täglich erforderliche Mengenberechnungen für den Einkauf von Lebensmitteln erledigte sie wiederholt fehlerhaft; zudem neigte sie dazu, den vereinbarten Umfang an Waren trotz genauer Korrektur der Einkaufsliste zu überschreiten. Allerdings konnte sie durch ihr zutiefst freundliches Wesen und entsprechende Kontakte Preisreduktionen erwirken und damit zu ökonomischem Wirtschaften des Betriebs beitragen.

Generell wies Frau M. einen hohen Motivationsgrad im Arbeitsprozess sowie starke Leistungsorientierung auf. Sie war bemüht, Kontinuität zu halten, meldete sich jedoch aufgrund ihrer gesundheitlichen Situation häufig krank. Entsprechende Krankmeldungen formulierte sie ausschließlich schriftlich oder in Form von Nachrichten am Anrufbeantworter, mied aber sonst jeglichen Kontakt. Um wieder Kontakt zu Frau M. herzustellen, war eine Reihe von Interventionen seitens werk-design graz ost nötig.

Im Team verhielt sich Frau M. sehr vorsichtig und zurückhaltend. Sie neigte dazu, das Verhalten ihrer Kollegen genau zu beobachten, wobei sie eine moralisierende Haltung einnahm. Gegenüber Autorität zeigte sie sich zum einen unterwürfig und loyal in einer Art demütiger Anpassung. Zum anderen ging sie insbesondere mit der Küchenleitung wiederholt in eine Art „Expertenstreit". Kritik erlebte sie als persönliche Abwertung, die sie zumeist als kränkend empfand. Dementsprechend schwer fiel ihr auch die Auseinandersetzung im Konfliktfall, die sie durch Harmonisierung beziehungsweise entsprechenden Rückzug zu vermeiden suchte.

Modellanwendung

Im Folgenden wird das Occupational Performance Model (Australia) in einem ersten Schritt als Referenzrahmen für eine arbeitsrelevante Fähigkeitsanalyse von Frau M. herangezogen. Entsprechende Überlegungen werden exemplarisch auf Basis der einzelnen Konstrukte des Modells angestellt, wobei die für den vorliegenden Fall spezifisch relevanten Aspekte besondere Berücksichtigung finden. Die Ergebnisse der Analyse entstanden im Sinne notwendiger Kontextorientierung und Transparenz ergotherapeutischer Intervention auf Basis einer engen Kooperation mit Frau M. seitens der Küchenleitung in der konkreten Arbeitssituation sowie der Autorin in der Rolle der Bezugsperson der Klientin durch entsprechende Reflexion im Einzelgespräch.

Aufgrund des zentralen Auftrags von werk-design graz ost – arbeitsrelevante Kompetenzförderung, Perspektivenentwicklung und berufliche Integration – liegt die Arbeitsrolle von Frau M. im primären Fokus der vorliegenden Falldarstellung. Ihre Rollen als Selbsterhaltende, Ehefrau, Tochter bzw. Schwester und Freundin werden nur insofern berücksichtigt, als sie in engem Zusammenhang mit der Erfüllung der Arbeitsrolle von Frau M. stehen und sich direkt auf diese auswirken. Dies war zum einen die dringende persönliche Intention von Frau M., ihre Arbeitsrolle adäquat wahrzunehmen und damit ausdrückliche Zielsetzung der Arbeitsrehabilitation. Zum anderen bestand gleichermaßen sozialer Druck durch ihre Familie wie reelle Notwendigkeit einer beruflichen Integration aus finanziellen Gründen (soziale Umwelt). Von gesellschaftlicher Seite lag die Forderung nach materieller Autonomie insofern implizit vor, als Frau M. vonseiten des zuständigen Sozialversicherungsträgers für arbeitsfähig gehalten wurde (kulturelle Umwelt). In der konkreten Arbeitssituation und aus der Selbsteinschätzung der Klientin wurde deutlich, dass Frau M. subjektive Erwartungen an die Erfüllung ihrer Arbeitsrolle als unbefriedigt erlebte. Auch die Einschätzung seitens der Küchenleitung ergab, dass eine Abdeckung objektiver Arbeitsanforderungen am Arbeitsmarkt zum gegebenen Zeitpunkt nicht realistisch erschien. Da sich Frau M. sehr mit ihrer Rolle als Köchin identifizierte und sich somit am Idealbild einer Expertin für sämtliche die Küche als Arbeitsbereich betreffenden Fragen orientierte, war diese Erkenntnis für sie leidvoll *(Sein)*.

Aufgrund ihrer beruflichen Vergangenheit verfügte sie jedoch über ein Basiswissen hinsichtlich arbeitsrelevanter Handlungsabläufe, auf dem sie aufbauen konnte *(Wissen)*.

Physisch war Frau M. grundsätzlich in der Lage ihrer Arbeit nachzukommen *(Tun)*, wiewohl sie durch Übergewicht, eine Beeinträchtigung im Bereich der Gefäße und des Herz-Kreislauf-Systems sowie durch eine biomechanische Traglasteinschränkung von 20 kg *(biomechanische Komponente)* aufgrund von Skoliose eingeschränkt war *(Körper)*.

Frau M. war in der Lage, einzelne Rollen kognitiv abzugrenzen, hinsichtlich der Zuordnung eines entsprechenden Handlungs- und Verhaltensrepertoires fühlte sie sich jedoch vielfach unsicher. Insbesondere ein schneller Wechsel zwischen Arbeitsrolle und Familienrollen, mithin eine adäquate Trennung von Berufs- und Privatleben, bereiteten Frau M. massive Schwierigkeiten. Wiederholte familiäre Spannungen belasteten sie sehr und führten zu starken Einbußen an Handlungskompetenz in der Arbeitssituation.

Frau M. erlebte die von ihr wahrgenommenen Rollen als angemessen, obwohl sie oftmals Probleme hatte, diese ihren Bedürfnissen entsprechend zu erfüllen. Die sich für Frau M. im Rahmen des Küchenbetriebs ergebenden Produktivitätshandlungen wurden an anderer Stelle bereits erläutert. Insbesondere auf der Ebene von Handlungsabläufen und Handlungsschritten war es Frau M. anfänglich nicht möglich, die im konkreten Arbeitsprozess geforderten Strukturen und zeitlichen Abfolgen einzuhalten.

Frau M. hatte Schwierigkeiten, sich bei der Zubereitung von Speisen an fixe Strukturelemente, beispielsweise Rezepte, zu halten. Mit der Küchenleitung vereinbarte flexible Abänderungen von Strukturen konnte sie trotz genauer schrittweiser Anleitung nicht integrieren.

Es fiel ihr schwer, sich von gewohnten Handlungsmustern zu lösen. So verwendete sie etwa Suppenwürze wiederholt wahllos und in Mengen, die von der Küchenleitung nicht gewünscht waren. Frau M. reagierte auf entsprechende Hinweise mit Einsicht; ihre verbalen Versicherungen zeigten aber zunächst keine beobachtbaren Folgen auf der Handlungsebene.

In Bezug auf Mengenangaben jeder Art – Rechnen, Messen und Wiegen – hegte sie große Befürchtungen. Sie versuchte, diese ebenso wie das Abschätzen von Größenverhältnissen beim gleichmäßigen Portionieren von Menüs zu vermeiden. Anfänglich gelang es ihr nur selten, die in ihrem Verantwortungsbereich liegenden Handlungsabläufe zur Fertigstellung des Mittagsmenüs ohne Unterstützung seitens der Küchenleitung zur vorgesehenen Zeit abzuschließen, sodass um 12.30 Uhr serviert werden konnte.

Generell relativierte Frau M. die betriebsüblichen Arbeitszeiten, indem sie bereits bis zu einer Stunde vor Arbeitsbeginn am Arbeitsplatz erschien, um sich für den Arbeitstag vorzubereiten. Pausen nutzte sie nicht zu entsprechender Erholung, sondern arbeitete diese durch. Auch besorgte sie auf Kosten ihrer Freizeit wiederholt Zutaten für den Betrieb ohne vorherige Absprache mit der Küchenleitung. Der Aufforderung, entstandene Kosten in Rechnung zu stellen, kam sie nicht nach.

Die Handlungskompetenz von Frau M. betreffend Selbsterhaltung, Freizeit und Erholung fand in ihrer Bedeutung für die Entwicklung und Erhaltung von Arbeitsfähigkeit, Arbeitsfertigkeiten und Arbeitsproduktivität entsprechende Berücksichtigung. Dabei spielte phasenweise auftretender Erholungsmangel sowie die mitunter unregelmäßige Einnahme indizierter Medikation von Frau M. eine besondere Rolle.

Die Befragung von Frau M. zu Motivation und Ursache für ihr Handeln sowie eine entsprechende gemeinsame Reflexion ergaben folgenden Zusammenhang mit der intrapersonalen Komponente ihrer Handlungsperformanz.

Im Zuge der manisch-depressiven Episode litt Frau M. unter extremen emotionalen Schwankungen, die sie sehr einnahmen und ihr Handeln sowie ihre Einstellung zur Umwelt im Sinne von Polarisierungstendenzen prägten. Den Mangel an psychischer Stabilität und Ausgeglichenheit erlebte sie als Energie raubend und verunsichernd, da sie sich einem Wechsel ihrer Befindlichkeit zumeist hilflos gegenüber sah. Ihre Aufmerksamkeit im Arbeitsprozess war demgemäß durch ständiges Bemühen um emotionale Balance und latenter Angst vor einer bevorstehenden Krise eingeschränkt. Im Zusammenhang mit depressiven Persönlichkeitsanteilen neigte sie zu Minderwertigkeitsgefühlen und entsprechender Selbstabwertung und hatte wenig Vertrauen in ihre eigene Leistungsfähigkeit. Ihrer Furcht, arbeitsspezifischen Anforderungen nicht zu genügen, versuchte sie durch eine demütige Haltung, gesteigerte Aktivität und vorauseilenden Gehorsam zu begegnen. Da sie zudem – im Sinne eines subjektiv geforderten Perfektionismus – hohe Erwartungen an sich selbst stellte, entwickelte sie Versagensängste und lief häufig Gefahr, sich selbst zu überfordern und ihre Kräfte zu erschöpfen. Frau M. betrachtete den Wert ihrer Person unter dem Aspekt erbrachter Leistung, wodurch Misserfolg eine massive Kränkung bedeutete, der sie wenig Frustrationstoleranz entgegensetzen konnte. Im Arbeitskontext war sie daher insbesondere in kritischen Phasen weinerlich, mithin verzweifelt, suchte dies jedoch aus Selbstschutz zu verbergen und ihren inneren Leidensdruck eigenständig zu bewältigen. Ob ihrer seelischen Grundspannung verfügte Frau M. über wenig Stresstoleranz und war insbesondere im Rahmen wiederholt auftretender Krisen kaum belastbar. Subjektiv empfundene Belastungssituationen suchte sie daher mit Vermeidung oder Flucht aus dem Arbeitskontext zu bewältigen.

Die kognitive Komponente ihres Handelns im Arbeitskontext korrelierte stark mit ihrer psychischen Verfassung. Während sich Frau M. in Phasen positiver Gestimmtheit leistungsfähig zeigte, erschien sie in kritischen Phasen auch kognitiv stark irritiert. Sie war dann nicht in der Lage, die in der Arbeitssituation nötige Aufmerksamkeit aufzubringen. Eine kontinuierliche Fokussierung auf zentrale Arbeitsinhalte und somit eine Abgrenzung gegen innere oder äußere Störfaktoren war ihr nur schwer möglich. In Folge verzichtete sie beispielsweise auf ein genaues Studium vorgegebener Rezepturen im Sinne differenzierter Situationsorientierung ebenso wie auf entsprechende Selbstüberwachung hinsichtlich Arbeitsökonomie und bewusstem Umgang mit eigenen Energien und Ressourcen im Arbeitskontext. Im Zusammenhang mit ihrer Tendenz zu vorauseilendem Gehorsam und Perfektion neigte Frau M. dazu, bereits während sie arbeitsspezifische Information vonseiten der Küchenleitung erhielt, deren Umsetzung gedanklich einzuleiten, was zu handlungsrelevanten Informationsverlusten führte. Es wurde deutlich, dass sie wenig Zeit für überlegte Ziel- und Programmwahl im Sinne funktionaler Handlungsplanung aufwendete. Dementsprechend ungenau wurden Handlungsentwurf, taktischer Plan und deren Bewertung. So führte eine schnelle, unpräzise und teilweise unkontrollierte Zubereitung von Speisen mitunter zu mangelhaften Ergebnissen oder zu Misserfolgen.

Ihre Schwierigkeiten mit Mengenangaben ließen sich auf Defizite im Umgang mit Zahlen, im Bereich der Grundrechnungsarten sowie der räumlichen Wahrnehmung zurückführen.

Frau M. gab an, am liebsten alleine zu arbeiten. Sie war dann Spannungsmomenten, die sich aus der interpersonalen Komponente notwendiger Kooperation am Arbeitsplatz ergaben, nicht ausgesetzt. Eine große Rolle spielte in diesem Zusammenhang ihre Tendenz, Sach- und Beziehungsebene zu vermischen sowie ihre grundlegende Ambivalenz im zwischenmenschlichen Kontakt. Zum einen war sie geneigt, diesen aus Misstrauen und Angst vor Verletzung – im Krankheitsfall „Bestrafung" durch Kündigung – zu meiden. Zum anderen schrieb Frau M. der Anerkennung ihrer Leistung durch andere eine gesteigerte Bedeutung im Sinne einer Aufwertung ihrer Person zu. Bei auftretendem Informationsbedarf im Arbeitsprozess zögerte sie daher bei der Küchenleitung nachzufragen, da sie einen damit verbundenen Verlust von Anerkennung befürchtete. Es geschah allerdings auch, dass sie dies ob ihres Status als ausgebildete Köchin aus Stolz unterließ.

In der Zusammenarbeit mit Kollegen nahm sie eine vergleichende und still konkurrierende Haltung ein, wobei es ihr auf diesem Wege möglich war, ihre eigene fachliche Kompetenz wahrzunehmen und zu bestätigen.

Auf der Beziehungsebene zeigte sie stark altruistische Züge: Sie fühlte sich überflüssig, wenn sie nicht für andere sorgte. So stellte sie regelmäßig Kuchen für das Arbeitsteam zur Verfügung und verzichtete aus Angst vor Ablehnung auf eine klare finanzielle Regelung, obwohl sie mit ihrem Einkommen selbst nur knapp das Auskommen fand. Damit verbundene Erwartungen einer emotionalen Erwiderung ihres Engagements artikulierte sie nicht. Da so ihr Appell missverständlich und ihre Bedürfnisse unerfüllt blieben, fühlte sie sich ausgenutzt. Sie ging in sozialen Rückzug und nahm eine anklagende Haltung ein, mied jedoch direkte Konfrontation und eine Lösung von Konflikten.

Frau M. war ihrem Beruf sehr verbunden. Da sie sich nach materieller Autonomie und gesellschaftlicher Anerkennung sehnte, sah sie durchaus Sinn in ihrem Bemühen um beruflichen Wiedereinstieg und hegte große Hoffnung, dieses Ziel umsetzen zu können. Dennoch traten phasenweise tiefe Traurigkeit wegen ihrer wiederholten Arbeitslosigkeit, Verzweiflung aufgrund ihrer aktuellen Lebenssituation und Gefühle von Resignation in den Vordergrund *(Seele)*. Da ihr Wunsch nach einem „normalen" Leben, in dem sie auf „beiden Beinen stehe", entsprechend groß war, stand sie subjektiv latent unter Zeitdruck und hatte in Folge mit ihrer eigenen Ungeduld zu kämpfen *(Zeit)*.

Exemplarische Ziele der Arbeitsrehabilitation

Die vorliegenden Daten fanden in einem zweiten Schritt bei der entsprechenden Formulierung von Zielen im Sinne einer Optimierung der arbeitsspezifischen Handlungskompetenz von Frau M. unmittelbare Verwendung.

- Auf der Ebene der Handlungsrollen:
  - Subjektive Zufriedenheit am Ende eines Arbeitstages unter Berücksichtigung entsprechender Rückmeldung seitens der Küchenleitung (Sein)
  - Gefühl von Sicherheit in der Anwendung berufsspezifischen Handlungs- und Verhaltensrepertoires (Sein)
  - Systematische Erweiterung ihres Fachwissens (Wissen)
  - Kenntnis eines konstruktiven Verhaltensrepertoires im Hinblick auf adäquate Trennung von Berufs- und Privatleben (Wissen) sowie dessen Umsetzung im Sinne entsprechender Grenzsetzung in der Arbeitssituation (Tun)
  - Erhaltung und Optimierung von Handlungskompetenz am Arbeitsplatz mit dem Ziel entsprechender Kontinuität (Tun)

- Im Bereich der Produktivitätshandlungen:
  - Optimierung des Zeitmanagements und Einhaltung von Arbeits- und Pausenzeiten
  - Aufbau von Anpassungsfähigkeit und Flexibilität in Bezug auf arbeitsspezifische Handlungsschritte und Handlungsabläufe
  - Einhaltung von Rezepten sowie entsprechenden Vereinbarungen mit der Küchenleitung
  - Klare Absprache von Besorgungen mit der Küchenleitung
  - Selbstkonfrontation mit notwendigen Handlungsschritten in Richtung der Herstellung korrekter Mengen und somit Ermöglichung hilfreicher Lernprozesse

- Im Rahmen der intrapersonalen Komponente:
  - Entwicklung eines positiven beruflichen Selbstkonzeptes sowie entsprechender Ressourcenorientierung im Arbeitskontext
  - Annäherung an realistische Selbsteinschätzung und Vertrauen in ihre eigene Leistungsfähigkeit sowie Formulierung erfüllbarer Erwartungen unter Berücksichtigung vorhandener Kräfte und Energien
  - Strategien im Umgang mit Misserfolg im Arbeitsprozess
  - Eigenverantwortliche Regulation ihres zumeist erhöhten Erregungsniveaus in der Arbeitssituation

- Hinsichtlich der kognitiven Komponente:
  - Sensibilisierung für adäquate Situationsorientierung sowie notwendige Modulation der Aufmerksamkeit

- Bewusster Umgang mit arbeitsrelevanter Information
- Vermittlung von Wissen über die notwendigen Komponenten funktionalen Handelns sowie Sammlung eines entsprechenden Erfahrungsschatzes in der Arbeitssituation
- Einhaltung korrekter Mengenverhältnisse beim Einkauf, bei der Zubereitung von Speisen und beim Portionieren

▨ In Bezug auf die interpersonale Komponente:
- Verständnis um die Bedeutung einer Trennung von Sach- und Beziehungsebene im zwischenmenschlichen Kontakt
- Nutzung von Fragen auf der Kommunikations- und Kooperationsebene
- Direkte, sachliche Artikulation von Meinungen oder Anliegen gegenüber Kolleginnen und Kollegen

▨ Im Zusammenhang mit der biomechanischen Komponente ihres Handelns sowie ihrem Körper:
- Ergonomische Arbeitshaltung sowie Entwicklung von Gesundheitsbewusstsein zur Reduktion von Krankenstandszeiten und Erhaltung ihrer physischen Arbeitsfähigkeit

▨ Im Hinblick auf subjektives Zeiterleben:
- Effektive Nutzung von Zeit unter Anerkennung notwendiger Zeiträume für persönliche Entwicklung und Anbahnung langfristiger Veränderungen

Im Laufe der Zusammenarbeit mit Frau M. bei werk-design graz ost wurden auf Basis des gemeinsam erarbeiteten Wissens um individuelle Handlungsstrukturen der Klientin Aspekte der angeführten Zielsetzungen systematisch bearbeitet.

Literatur

Marlys Blaser Csontos: Die Förderung der Handlungsfähigkeit aufgezeigt am Beispiel der Ergotherapie in der Psychiatrie. Lizentiatsarbeit, Psychologisches Institut der Universität Bern, 1991.

Christine Chapparo; Judy Ranka: The Occupational Performance Model (Australia): A description of constructs and structure. In: Chapparo, C., Ranka, J. (Hrsg): OPM Occupational Performance Model (Australia). Occupational Performance Network, Lidcombe, 1997, S. 1-23.

Sigmund Freud: Das Unbehagen in der Kultur und andere kulturtheoretische Schriften. Frankfurt am Main, 1994, S. 46.

Rosemary Hagedorn: Umsetzung von Modellen in die Praxis. In: Jerosch-Herold, C., u.a (Hrsg): Konzeptionelle Modelle für die ergotherapeutische Praxis. Berlin, Heidelberg, New York, 1999, S. 32-48.

Karl König: Arbeitsstörungen und Persönlichkeit. Bonn, 1998.

Roman Weigl ist Diplom-Ergotherapeut

Roman Weigl

Der Einsatz des Occupational Performance Model in der Praxis: Entwickeln von Therapiezielen für ein Kind mit akuten Brandverletzungen und seine Mutter

Einleitung

Dieser Beitrag wurde von mir unter dem Originaltitel „Using The Occupational Performance Model in practice: Developing intervention aims for a child with acute burns, and her mother (Weigl, 1997) in der Monographie Occupational Performance Model (Australia)" von Christine Chapparo und Judy Ranka im April 1997 in Sydney/Australien veröffentlicht.

Die deutsche Übersetzung des Textes erschien dann im Herbst desselben Jahres in einer Sondernummer der Fachzeitschrift des Verbandes der Diplomierten ErgotherapeutInnen Österreichs mit dem Schwerpunkt Theorien und Modelle (Weigl, 1997).

Der vorliegende Text wurde komplett überarbeitet, um einige Details ergänzt und die Terminologie an die deutsche Übersetzung des OPMs (siehe Teil 1) angeglichen. Die Abbildungen sind im englischen Originaltext nicht enthalten.

Ich bedanke mich auf diesem Wege bei den Herausgeberinnen Christine Chapparo & Judy Ranka und der University of Sydney für die Genehmigung, meinen Artikel auch auf Deutsch veröffentlichen zu können, wodurch es mir ermöglicht wird, an der Verbreitung des OPM im deutschsprachigen Raum mitzuarbeiten.

Ziel der Untersuchung

Die Absicht dieses Artikels ist es darzustellen, wie das Occupational Performance Model (Australia) (Chapparo & Ranka, 1997) an der Abteilung für Kinder- & Jugendheilkunde des Zentralklinikums St. Pölten/Österreich angewandt wird, um die Reichweite und den Fokus der geplanten ergotherapeutischen Intervention zu leiten. Dieses Bestreben soll anhand der Untersuchung einer Einzelfallstudie erläutert werden. Die Diskussion dieses Falles wird unter Benutzung ausgewählter Konstrukte innerhalb des Modells folgende Inhalte inkludieren:

1. die Begutachtung der Handlungsrollen (occupational role assessment) eines Kindes und seiner Mutter

2. das Entwickeln von Grobzielen und das Setzen von operationalisierten Zielen für das Kind und seine Mutter

Fallstudie: Elke und Frau R.

Elke ist ein fünf Jahre altes Einzelkind in einer Familie mit berufstätigen Eltern. Sie besucht regelmäßig den Kindergarten und verbringt danach häufig Zeit bei ihrer Großmutter.

Im Hause ihrer Großmutter zieht Elke einen Topf mit kochendem Wasser vom Herd und erleidet schwere Verbrühungen an 25% ihrer Körperoberfläche. Speziell betroffen waren ihre rechte obere Extremität, beide Schultern, der Rücken, ihr rechtes Ohr und der Nacken.

Die medizinische Behandlung besteht aus der Reinigung ihrer Wunden, Wundabtragung und plastischer Chirurgie zur Deckung der verbrannten Areale mit Amnion- und Xenotransplantaten. Elke wird immobilisiert und in einem Quarzsandbett gelagert, um die Wundheilung der verbrannten Hautstellen zu verbessern.

Elke wird isoliert in einem Intensivpflegezimmer an der Abteilung untergebracht, um das Infektionsrisiko zu verringern. Ihre Mutter, Frau R., kann durch die Möglichkeit eines Mutter-Kind Zimmers mit aufgenommen werden.

Begutachtung

Elke

Der Auftrag an die Ergotherapie lautet bei diesem Fall die Anpassung an die Krankenhausunterbringung zu unterstützen. Die Begutachtung basiert demzufolge auf den klinischen Beobachtungen von Aspekten der Handlungsperformanz.

Umwelt
Die ergotherapeutische Begutachtung findet in Elkes Brandverletzten-Intensivpflegezimmer statt. Das Kind liegt in Rückenlage auf dem Quarzsandbett. Dicke Verbände bedecken alle verbrannten Areale. Nur Elke, ihre Mutter und der Therapeut sind zum Zeitpunkt der Begutachtung im Raum. Aus hygienischen Gründen ist nur eine limitierte Anzahl von Spielzeug benutzbar. Die Begutachtung ist anfangs auf die empfundenen Handlungsrollen des Kindes und seiner Mutter als auch auf ihre Reaktionen auf die Verletzung und die Krankenhausunterbringung fokussiert.

Handlungsrollen

- Handlungsrollen haben drei Dimensionen: die des Wissens, des Tuns und des Seins (siehe Abbildung 1).
- Die Dimension des **Wissens** bezieht sich auf das Verständnis und die damit verbundene Vorstellung über Handlungsrollen.
- Die Dimension des **Tuns** bezieht sich auf die physischen Aspekte, die mit der Einnahme einer Handlungsrolle verbunden sind.
- Die Dimension des **Seins** bezieht sich auf soziale und emotionale Aspekte innerhalb der Handlungsrolle. Von ihr hängt ab, ob der Mensch *Erfüllung* oder *Zufriedenheit* in seinen Handlungsrollen erfährt und welchen emotionalen Gewinn er sich durch die Einnahme der Handlungsrolle erhofft.

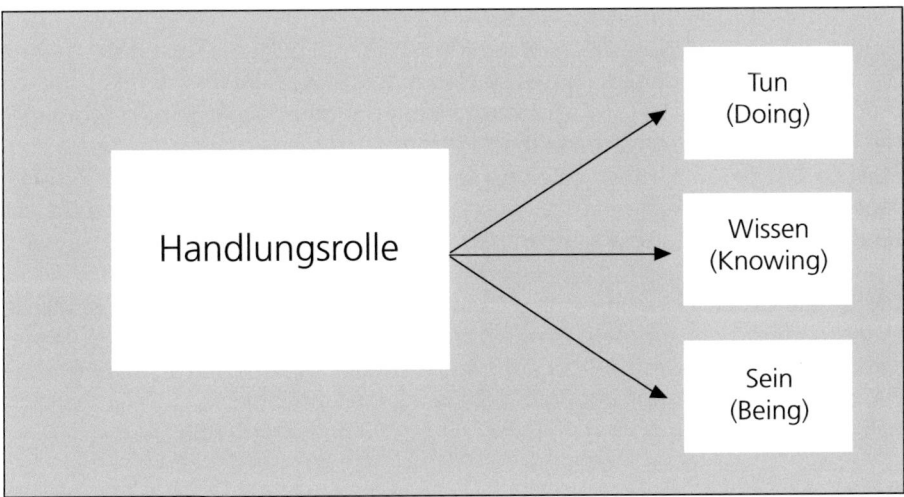

Abb. 1: Dimensionen von Handlungsrollen

Vor ihrem Unfall waren Elkes primäre Handlungsrollen die einer Selbsterhaltenden (self-maintainer) und Spielenden (player) – zum Zeitpunkt der Begutachtung zeigt Elke kein Verlangen, mit anderen Personen, außer ihrer Mutter, oder Objekten zu interagieren.

Ihre primäre Handlungsrolle (occupational role performance) ist die einer Selbsterhaltenden – mit dem Ziel, diese bedrohliche Situation zu überleben. Um dieses Ziel zu erreichen, sucht sie ständig emotionale Unterstützung und Versorgung durch ihre Mutter. Außerdem wehrt Elke sich gegen die oft schmerzvollen medizinischen Behandlungen. Auch dieses Verhalten bezieht sich auf Elkes Streben, in einer sensorischen Welt, die für sie erschreckend und unangenehm ist, zu überleben.

Elke lässt sich nicht zum Spielen motivieren, selbst dann nicht, wenn dafür keine physische Aktivität erforderlich ist.

Drei Dimensionen ihrer Rolle als Spielende (players role) können durch das von Bundy 1997 definierte Konstrukt „playfullness" beschrieben werden: die Wahrnehmung von Kontrolle (perception of control), die Quelle der Motivation (source of motivation), die Aufhebung der Realität (suspension of reality) (Bundy, 1991; Ellis, 1973; Neumann, 1971).

Alle drei Dimensionen betrachten, ob der Ort der Kontrolle internal beim Kind liegt oder extern von anderen ausgeht. Je mehr die Kontrolle von externen Kräften ausgeht, desto weniger ist es wahrscheinlich, dass das Kind Spielgehalt (playfullness) in seinem Spiel zeigt. Zum Zeitpunkt der Begutachtung empfindet Elke sich als sehr stark external bestimmt, als nicht „playfull".

Wahrnehmung von Kontrolle (perception of control) bezieht sich auf die Freiheit des Kindes zu entscheiden, wie es spielen möchte, was und mit wem es spielen möchte (Neumann, 1971). Das nimmt Bezug auf den „Tun-" Aspekt („doing") der Handlungsrollen im Occupational Performance Model (1996). Im Bezug zum Spiel empfindet Elke, dass sie keine internale Kontrolle hat. Der größte Teil ihres Tages ist von notwendigen medizinischen Behandlungen bestimmt, die für das Kind Furcht erregend und schmerzhaft sind.

Die Quelle der Motivation (source of motivation) bezieht sich auf die kindliche Wahrnehmung des emotionalen Gewinns, der mit Spiel assoziiert wird. Dieser Aspekt von Spiel nimmt Bezug auf die „Wissen-" Dimension („knowing") der Handlungsperformanz in der Rolle. Elke weiß, dass ihre üblichen Spielverhaltensweisen ihr Schmerzen bringen, daher gibt es keine belohnende Freude.

Das Aussetzen der Realität (suspension of reality) bedeutet, dass das Kind fähig ist, vorübergehend Aspekte der realen Weltsituation aufzuheben und sich mit einer imaginierten Situation zu beschäftigen. Dieses bezieht sich auf die „Seins-" Dimension („being") der Rollenperformanz in Handlungsrollen. Elke wird durch die Umstände von Schmerz, Krankheit und der Krankenhausumwelt gezwungen, sich konstant aller Einschränkungen der Realität bewusst zu sein. Es ist für sie nicht möglich, die Realität auch nur für kurze Augenblicke aufzuheben und in imaginierte Spielrollen zu schlüpfen – zum Beispiel etwas anderes oder jemand anderer zu „sein" als ein Kind, das brandverletzt ist.

Frau R.

Frau R., Elkes Mutter, nutzt ihre Urlaubszeit, um 24 Stunden am Tag bei ihrem Kind zu bleiben. Längere Beobachtungen ihrer Interaktion mit Elke zeigen, dass sie jeden Teil der Selbsterhaltungsabläufe und -schritte ihres Kindes übernommen hat. Sie macht kaum Pausen, um sich zu erholen oder um Handlungsabläufe oder Handlungsschritte durchzuführen bzw. um sich selbst zu erhalten. Trotzdem kann sie nicht wahrnehmen, dass sie ihrem Kind genügend Unterstützung gibt. Durch das Erstgespräch ziehen sich Aussagen wie „Ich mache nicht genug", „Ich kann meinem Kind nicht helfen", „Ich bin keine gute Mutter für mein Kind", die sich auf ihre Rolle als Mutter beziehen.

Durch die tägliche Pflege ihres Kindes erfüllt Frau R. die „Tun" Aspekte der Rollenperformanz. Die „Wissens-" Aspekte der jetzigen Rollenanforderungen können nicht erfüllt werden („Ich weiß nicht, was ich für mein Kind tun kann") und erfüllen nicht die „Seins-" Dimension der Mutterrolle („Ich bin keine gute Mutter für mein Kind"). Zusätzlich äußert Frau R. Konflikte zwischen verschiedenen kognitiven und intrapersonalen Wirksamkeiten, die sich auf ihre Sicht zukünftiger Handlungsperformanz (occupational performance) beziehen, die auf diese Weise ihre empfundene Fähigkeit stabil und unterstützend zu bleiben vereiteln. Zum Beispiel: „Es könnte schlimmer sein" (kognitiv) und „Das ist das Schlimmste, das mir jemals passiert ist" (intrapersonal).

Frau R. drückt einen empfundenen Mangel an Kontrolle in ihrer Rolle als Mutter in der Krankenhaussituation aus. Sie verbalisiert ein Bedürfnis nach zusätzlicher persönlicher Unterstützung, um sich selbst zu erhalten.

Rollenpartner in der Umwelt

Die in der Monografie beschriebene Theorie des Occupational Performance Model (Australia) wurde 1998 von den Autorinnen um den Begriff **Rollenpartner** (role partners) erweitert (Chapparo u. Ranka, 1998). Mit diesem Begriff unterstreichen Chapparo und Ranka, dass Handlungsrollen immer im Dialog mit anderen Menschen ausgeübt werden, den so genannten Rollenpartnern. Der folgende Absatz exploriert, welche Rollenpartner für Elke und ihre Mutter vorhanden sind und welche Auswirkungen diese auf die Handlungssituation haben.

Elke und Frau R. erhalten täglich Besuche von Herrn R., dem Vater und Ehemann, welcher nach der Arbeit ins Krankenhaus kommt. Diese Besuche werden als unterstützend empfunden. Die für Elke wichtigen gleichaltrigen Rollenpartner aus dem Kindergarten können aufgrund der Intensivpflegesituation nicht zu Besuch kommen.

Die Besuche der Großmutter werden zum momentanen Zeitpunkt als nicht unterstützend gesehen, da sie sehr mit ihren Schuldgefühlen wegen des Unfalles, der in ihrem Haus passierte, beschäftigt ist.

Die neuen Rollenpartner im Krankenhaus sind Elke sehr fremd und das Kind muss sich mit ihnen noch vertraut machen.

Ziel der Intervention

Schwere Brandverletzungen verursachen bedeutende Unterbrechungen bei einer Vielzahl von Elementen menschlichen Handelns. Die daraus resultierende gestörte Handlungsperformanz kann nur bruchstückhaft durch die bestehenden biomechanischen und sensomotorischen Einschränkungen und Schäden erklärt werden. Kinder und deren Familien reagieren sehr individuell auf Verletzungen und ihre Folgen. Daher ist es notwendig, für jede Familie eigene Überlegungen über die jeweilige Situation anzustellen.

In diesem Fall wird das Occupational Performance Model (Australia) (Chapparo & Ranka, 1997) genutzt, um die ergotherapeutischen Interventionsziele für Elke und ihre Mutter zu planen und zu gewichten. Dieses Modell wird verwendet, da es die notwendige Komplexität und Flexibilität bietet, die für die Planung der Begutachtung und Intervention für Kinder mit schweren Brandverletzungen und ihre Familien erforderlich ist. An der Abteilung für Kinder- & Jugendheilkunde hat sich das Modell als sehr nützlich erwiesen, um eine systematische Übersicht über die Handlungsperformanz des Kindes und seiner Familie zu erhalten und in der Akutphase der Intervention zu entscheiden, welche die sinnvollste therapeutische Maßnahme ist.

Der Prozess des Schlussfolgerns (process of reasoning) im Rahmen des Occupational Performance Model (Australia)
Wie bereits von Chapparo (1996) beschrieben, beginnt der Nutzen eines Modells in der Praxis mit dem Festlegen von gewählten und bestehenden oder benötigten und fehlenden Handlungsrollen.

Elke

a. Handlungsrollen
Elkes bestehende Rollen vor dem Unfall, die durch Interview, Lebensgeschichte und Beobachtungen bestimmt werden, sind die einer/eines:

- Spielenden
- Selbsterhaltenden
- Erholenden
- Kindergartenkindes
- Freundin
- Tochter

Durch das klinische Beobachten und durch die Gespräche mit Elke und ihrer Mutter werden drei dieser Handlungsrollen ausgewählt und in den Mittelpunkt der ergotherapeutischen Interventionen gesetzt. Es sind dies die Rollen einer:

- Selbsterhaltenden
- Erholenden und
- Spielenden.

Selbsterhaltung ist für das Kind wichtig, um zu überleben und um bei seiner eigenen Pflege mitzumachen.

Erholung wird benötigt, um den natürlichen Wechsel von Ruhe und Aktivität, der nach ihrem Unfall verloren gegangen ist, wieder zu entwickeln.

Spielen ist die führende Handlungsrolle in der Kindheit (Pratt & Allen, 1989). Durch Spielen als eine fundamentale Kindheitshandlung kann Elke lernen, mit den andauernden physischen und psychischen Schmerzen während ihres Krankenhausaufenthaltes umzugehen.

Das gemeinsame Teilnehmen von Mutter und Tochter an jeder dieser Rollen unterstützt die darin integrierten Rollen von Tochter und Mutter.

b. Benötigte Handlungsschritte und Handlungsabläufe, um die angepeilten Handlungsrollen zu unterstützen

Die folgenden Handlungsschritte und Handlungsabläufe sind Fokus der ergotherapeutischen Interventionen, da sie mit der Rollenperformanz in Beziehung stehen. Sie werden so zu den Zielen von Elkes ergotherapeutischer Behandlung.

Selbsterhaltende
- die lebensbedrohliche Situation überleben
- gesunde Strategien entwickeln, um invasive medizinische Eingriffe ertragen zu können
- mit den Krankenhausroutinen und dem Krankenhauspersonal vertraut werden
- unabhängig essen und trinken

Erholende
- einen natürlichen Schlaf- und Wachrhythmus als Vorbereitung auf das Nachhause gehen entwickeln
- wahrnehmen, wann Pausen notwendig sind

Spielende
- Motivation zum Spielen entwickeln
- zufrieden stellende Spielstrategien innerhalb beschränkender Umstände (wie z.B. Verbände und Hautverpflanzungen) entwickeln
- Kontakt mit Spielpartnern haben

c. Komponenten der Handlungsperformanz, die entscheidend für die angepeilten Handlungsrollen und Handlungsabläufe sind

Biomechanische Komponente
- Bewegung in den mobilen Gelenken und Körpersegmenten anregen

Kognitive Komponente
- einen Informationsschatz über medizinische und stationäre Abläufe aufbauen, um die Angst vor dem Unbekannten zu reduzieren
- Coping-Strategien (z.B. Verbalisieren oder Visualisieren im Spiel) entwickeln und erarbeiten, um Elkes Umgang mit den täglichen medizinischen Routinen zu verbessern

Intrapersonelle Komponente
- die intrinsische Motivation sich zu bewegen entwickeln, um in Folge an Handlungsabläufen und Handlungsschritten teilnehmen zu können
- ein Gefühl von Kontrolle durch Selbsterhaltungs- und Spielhandlungen entwickeln
- Sicherheit in der Krankenhausumwelt entwickeln

Interpersonelle Komponente
- Unterstützung durch die Interaktion mit der Mutter und anderen Personen in der Krankenhausumgebung erfahren

d. Kernelemente der Handlungsperformanz

Körper (body)
- biomechanische Einschränkungen bei alltäglichen Aktivitäten auf ein Minimum reduzieren
- Schmerzen und Jucken (verursacht durch das verbrannte Gewebe und die Hautverpflanzungsverfahren) reduzieren

Geist (mind)
- den Geist nutzen, um vergangene und zukünftige Ereignisse (im Spiel) zu imaginieren und zu visualisieren, um währenddessen die Realität des Traumas aufzuheben

Seele (spirit)
- den Lebenswillen und ein Gefühl für die Sinnhaftigkeit von täglichen Aktivitäten unterstützen

e. Externe Umwelt

In diesem Intensivpflegestadium liegt die Hauptschwierigkeit im Risiko der Deprivation durch die Umwelt. Dieses kann reduziert werden durch:

- die Steigerung der sensorischen Stimulation durch das Angebot von Spielsachen, Bildern und Fotos
- Möglichkeiten für freudigen physischen Kontakt und Bewegung durch adaptierte Geräte, Positionieren und Handling, das „nährende" Berührungen erleichtert (im Gegensatz zu den schmerzhaften medizinischen Maßnahmen)
- Gelegenheiten zu sozialen Kontakten mit Kindern, sobald es das bestehende Infektionsrisiko erlaubt

Beispiele operationalisierter Therapieziele (goals)
Die folgenden Punkte sind Beispiele operationalisierter Therapieziele, die aus mehreren Grobzielen entwickelt wurden.

- Elke wird Spiel mit einem von ihr gewählten Spielzeug initiieren (Fazilitation des Spielgehaltes / „playfullness")
- Elke wird mit dem Therapeuten trotz Abwesenheit der Mutter für 30 Minuten stressfrei weiterspielen (Reduktion der Angst)

Frau R.

Tiffany (1978) zeigt auf, dass ErgotherapeutInnen in akut-pädiatrischen Settings erwarten können, 50% ihrer Zeit mit Eltern (erwachsenen Familienmitgliedern), die unter Stress stehen, zu arbeiten. Dieser Prozentsatz nimmt möglicherweise zu, wenn Familienmitglieder in einem Eltern-Kind Zimmer untergebracht sind. Wird in der Ergotherapie ein familienzentrierter Ansatz gewählt, muss die Ergotherapie nicht nur das verletzte Kind, sondern auch die beteiligten Familienmitglieder berücksichtigen: in diesem Fall Elkes Mutter.

a. Handlungsrollen
Frau R.'s existierende Handlungsrollen werden von ihr wie folgt beschrieben:

- Mutter
- Partnerin und Ehefrau
- Selbsterhaltende
- Berufstätige

Das Interview zeigt, dass die Mutterrolle für Frau R. das dringlichste Anliegen ist. Wiederholt kommt das Thema „Wie kann ich jetzt eine gute Mutter für mein Kind sein?" auf. Während der Beobachtung der Interaktionen von Mutter und Kind wird klar, dass Frau R. Unterstützung in ihrer eigenen Selbsterhaltung braucht, um Ressourcen frei zu haben, ihr Kind als Mutter zu unterstützen. Außerdem wird klar, dass die Wahrnehmung der Mutter, in ihrer Mutterrolle nicht „gut genug" zu sein, in einen emotionell befriedigenderen Zustand transferiert werden muss. Nach Gesprächen mit Frau R. wird der Schwerpunkt auf folgende Rollenperformanz gelegt:

- Selbsterhaltende und Erholende
- Mutter
- Partnerin und Ehefrau

b. Benötigte Handlungsschritte und Handlungsabläufe, um die identifizierten/erkannten Handlungsrollen zu unterstützen

Selbsterhaltende und Erholende
- Zeitliche Routinen für Erholungsaktivitäten entwickeln
  Diese Schlaf-, Rast- und Aktivitätskreisläufe der Mutter sollen sich an Elkes Schlaf-, Rast- und Aktivitätsrhythmen nach Möglichkeit orientieren.
- familiäre und krankenhäusliche Ressourcen finden und entwickeln, die in diesen Zeiten als Unterstützung dienen können
- routinemäßige Abwesenheitsstrategien entwickeln, die von Frau R. zur persönlichen Erholung genutzt werden können

Mutter
- Unterstützung geben, wie Frau R. ihr Kind physisch und emotional unter den veränderten Bedingungen unterstützen kann
- Frau R. in ihrer Interaktion mit ihrem Kind (welches unter starkem Stress steht) unterstützen
- Adaptierungen für das Handling von Elke während täglicher Handlungsabläufe bereitstellen
- Frau R. in ihrer Mutterrolle, in ihrem „Mutter-Sein" stärken und unterstützen
- den Spielgehalt (playfullness), das Spielerische zwischen Mutter und Tochter fördern

Partnerin
- Strategien, Handlungsabläufe und Routinen entwickeln, die Frau R. unterstützen, ihre wertgeschätzte Rolle als Partnerin einzunehmen

c. Komponenten der Handlungsperformanz (occupational performance components), die die angepeilten Handlungsrollen unterstützen

Kognitive Komponente
- einen Erfahrungsschatz an Krankenhausroutinen aufbauen, um die Furcht vor dem Unbekannten zu mindern
- Vorstellungen von Elkes zukünftigen Rollen und Funktionen entwickeln, die ein realistisches, aber positives Resultat unterstützen
- Elke für kurze Zeit bei einer anderen Person lassen können

Intrapersonelle Komponente
- sich in ihrer Rolle als Mutter eines Kindes mit einer akuten Brandverletzung kompetent fühlen
- sich von Elke für kurze Zeit trennen, ohne sich um das Kind zu sorgen
- sich kompetent in der Versorgung ihres Kindes fühlen und dabei Erfüllung empfinden

Interpersonelle Komponente
- ein soziales Netzwerk einrichten, das es ihr ermöglicht, Unterstützung durch den Partner, das Krankenhauspersonal und andere Eltern zu erhalten

d. Körper/Geist/Seele
- die Erschöpfung reduzieren und Energieressourcen auftanken
- ein Gefühl von Kontrolle innerhalb des Krankenhausumfeldes entwickeln
- ein Gefühl von Hoffnung entwickeln und Sinn für sich, Elke und ihre Familien in der aktuellen Lebenssituation finden

Beispiele operationalisierter Therapieziele (goals)
Folgende Beispiele zeigen, wie einige der Grobziele in messbare Ziele (goals) überführt werden:

- Frau R. wird es möglich sein, Elkes Zimmer für 1 Stunde zu verlassen, um selbsterhaltende, freizeitliche oder soziale Handlungsabläufe durchzuführen (Rolle und Handlungsabläufe einer Selbsterhaltenden).

- Frau R. wird lernen, ihr Kind so zu positionieren, dass es Elke möglich ist, sich während Selbsterhaltungsroutinen wohl zu fühlen (Sicherheit mit den Handlungsabläufen in der Mutter-Rolle für ein Kind mit schwerer Brandverletzung).

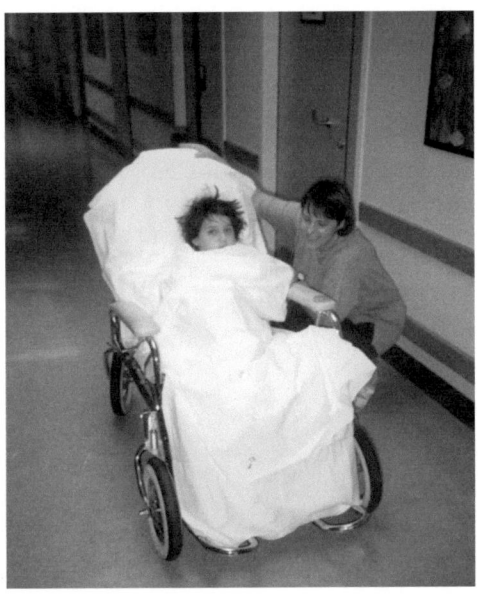

Abb. 2: Sicherheit in der Rolle als Mutter eines brandverletzten Kindes
Roman Weigl, 1996

Intervention

Ziele, wie die oben genannten wurden schrittweise entwickelt. Als Elke einige unabhängige Selbsterhaltungs- und Spielkompetenzen entwickelt und Fr. R. in ihrer Rolle als Mutter eines schwer brandverletzten Kindes schrittweise immer sicherer wird und ihre verschiedenen gewählten und benötigten Rollen auszubalancieren beginnt (siehe Abb. 2), werden diese Ziele auch erreicht.

Ein Interventionsbeispiel

Während einer Therapiesitzung, die auf die Fazilitation von Spiel abzielt, werden Elke vom Therapeuten Fingerpuppen angeboten. Hand- und (vor allem) Fingerpuppen werden unter Berücksichtigung der Einschränkungen der biomechanischen Komponente – bei Elke, verursacht durch die Immobilisation der proximalen Abschnitte der Gliedmaßen, der Fingerbeweglichkeit und der Rückenlagerung – gewählt. Die Puppen müssen einige Stunden vor der Sitzung eingefroren werden, um das Infektionsrisiko zu vermindern (siehe Abb. 3).

Dicke Verbände und empfindliche Haut machen den normalen Kontakt mit Spielsachen unmöglich. Fingerpuppen bieten Elke die Gelegenheit, physisch mit einem Minimum an Körperbewegung zu spielen. Diese Möglichkeit kann Elke anfangs aber noch nicht nutzen. Am Beginn steuert sie die Handlungen der von den Fingern des Therapeuten getragenen Puppen durch verbale Anweisungen und erfüllt damit sowohl die „Wissens-" als auch die „Seins-" Dimensionen des Spielens. Indem sie Puppen benutzt, realisiert Elke, dass sie spielen kann ohne Schmerz oder Unbehagen zu empfinden.

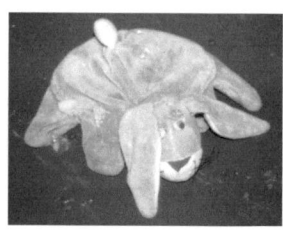

Abbildung 3: Verwendung von Hand- und Fingerpuppen, Roman Weigl, 1996

Während des Imaginierens und Ausagierens und der Kommunikation zwischen den Puppen kann das Kind von seiner Realität vorübergehend entfliehen und sich dadurch verschiedenen Spielthemen zuwenden. Durch das Spiel beginnt Elke selbstinitiierte Aktivitäten zu explorieren, ihre Umwelt zu gestalten und andere lohnende soziale Kontakte mit jemand anderem als ihrer Mutter zu erfahren (Fazio, 1997; Oaklander, 1992).

Zusammenfassung

Dieser Artikel umreißt, wie das Occupational Performance Model (Australia) benutzt wird, um für ein Kind, das schwere Brandverletzungen erlitten hat, und seine Mutter einen Interventionsplan (framework of intervention) zu entwerfen. Die Konstrukte in diesem Modell werden genutzt, um ein Bild des Individuums und seiner assoziierten Bedürfnisse der Handlungsperformanz (occupational performance needs) sowohl für das Kind als auch für die Mutter zu entwerfen.

Literatur

Bundy, A. (1991) Play theory and sensory integration. In A. Fisher, E. Murray, and A. Bundy, (Hrsg.). Sensory integration theory and practice. S. 46-68. Philadelphia: F. A. Davis

Chapparo, C.J. (1996) Occupational performance: Expanding the concept of performance. Erster österreichischer Ergotherapiekongress. Wien. Austria. August

Chapparo, C.J. & Ranka, J. (1996) The Occupational Performance Model (Australia). Draft manuscript. (Available from The School of Occupational Therapy, Faculty of Health Sciences. Lidcombe. 2141. NSW, Australia) May

Chapparo, C.J. & Ranka, J. (1997) The Occupational Performance Model (Australia): A description of constructs and structure. In C.J. Chapparo & J. Ranka (Hrsg.). The Occupational Performance Model (Australia) Monograph 1. (S. 1-23). Lidcombe: Occupational Performance Networks

Chapparo, C.J. & Ranka, J. (1998) Das Occupational Performance Model (Australia). Unveröffentlichte Kursunterlagen, Wien

Ellis, M.J. (1973) Why people play. Englewood Cliffs. NJ: Prentice-Hall

Fazio, L.S. (1997) Storytelling, storymaking and fantasy play. In D.L. Parham & L.S. Fazio (Eds.). Play in occupational therapy for children. (S. 233-247). St. Louis: Mosby

Neumann, E.A. (1971) The elements of play. New York: MSS Information

Oaklander V. (1992) Gestalttherapie mit Kindern und Jugendlichen. (7th Ed.). Stuttgart: Klett-Cotta

Pratt, P.N., Allen, A.S. (1989). Occupational therapy with children. (2nd Ed.). St. Louis: Mosby

Tiffany, E.G. (1978) Psychiatry and mental health. In H.L. Hopkins, & H.D. Smith (Hrsg.). Willard and Spackman's occupational therapy. (5th Ed.). Philadelphia: J.B. Lippincott Co.

Weigl, R. (1997) Occupational Performance Model - Der Einsatz in der Praxis: Entwickeln von Therapiezielen für ein Kind mit akuten Brandverletzungen und seiner Mutter. In Ergotherapie 4/97, 34-40

Weigl, R. (1997) Using the Occupational Performance Model in practice: Developing intervention aims for a child with acute burns, and her mother. In C. Chapparo & J. Ranka, J. (Hrsg.). OPM Occupational Performance Model (Australia) (S. 149-154). Lidcombe: Occupational Performance Network

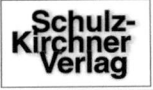
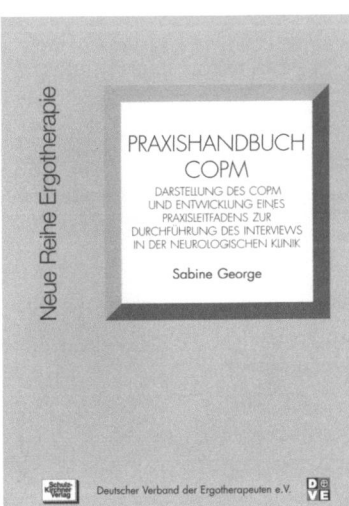

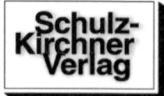